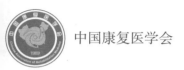
中国康复医学会

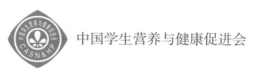
中国学生营养与健康促进会

关爱儿童康复科普丛书

主审：田 伟　总策划：郑鹏远　总主编：汤有才　李 哲

儿童孤独症谱系障碍
早期识别与康复指导

名誉主编　姜志梅　本册主编　李恩耀

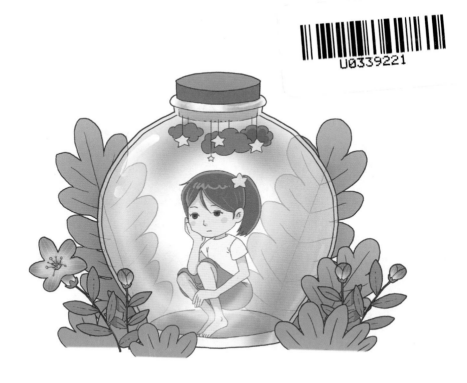

郑州大学出版社

图书在版编目（CIP）数据

儿童孤独症谱系障碍早期识别与康复指导／李恩耀主编. — 郑州：郑州大学出版社，2023．9
（关爱儿童康复科普丛书／汤有才，李哲总主编）
ISBN 978-7-5645-9823-5

Ⅰ．①儿…　Ⅱ．①李…　Ⅲ．①小儿疾病－孤独症－防治②小儿疾病－孤独症－康复训练　Ⅳ．①R749.94

中国国家版本馆 CIP 数据核字（2023）第 148728 号

儿童孤独症谱系障碍早期识别与康复指导
ERTONG GUDUZHENG PUXI ZHANGAI ZAOQI SHIBIE YU KANGFU ZHIDAO

策划编辑	陈文静		封面设计	苏永生
责任编辑	陈文静　苏靖雯		版式设计	苏永生
责任校对	呼玲玲		责任监制	李瑞卿

出版发行	郑州大学出版社		地　址	郑州市大学路 40 号（450052）
出版人	孙保营		网　址	http://www.zzup.cn
经　销	全国新华书店		发行电话	0371-66966070
印　刷	河南文华印务有限公司			
开　本	710 mm×1 010 mm　1／16			
印　张	8.25		字　数	141 千字
版　次	2023 年 9 月第 1 版		印　次	2023 年 9 月第 1 次印刷

书　号	ISBN 978-7-5645-9823-5		定　价	59.00 元

本书如有印装质量问题，请与本社联系调换。

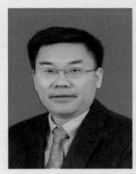

汤有才，医学博士，教授、主任医师，博士研究生导师。郑州大学第五附属医院副院长、郑州大学康复医学系副主任、郑州大学康复医院院长。中国康复医学会医康融合工作委员会副主任委员、中国康复医学会营养与康复专业委员会副主任委员；享受河南省政府特殊津贴。《中华健康管理学杂志》及《中国微生态学杂志》编委，*J Nutr* 和 *Mol Med* 等20余个国际杂志审稿人。

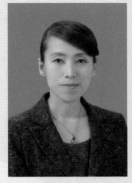

姜志梅，医学博士，二级教授、主任医师，硕士研究生导师。佳木斯大学副校长兼医学部主任、国家卫生健康委员会康复医学人才培养基地负责人。兼任中国康复医学会儿童康复专业委员会候任主委、中国残疾人康复协会小儿脑性瘫痪康复专业委员会以及孤独症康复专业委员会副主任委员。《中华物理医学与康复杂志》编委，《中华实用儿科临床杂志》审稿专家等。

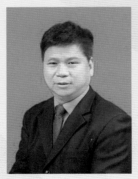

李恩耀，医学博士，主任医师，硕士研究生导师。郑州大学康复医院副院长、郑州大学第五附属医院儿童康复医学部主任、河南省儿童孤独症康复中心主任。中国康复医学会孤独症康复专业委员会副主任委员、中国康复医学会作业治疗专业委员会副主任委员、世界中医药学会联合会小儿脑瘫专业委员会副会长、河南省康复医学会儿童康复分会副主任委员。

作者名单

名誉主编　姜志梅

主　　编　李恩耀

副主编　董献文　张继伟　孙臻玉

编　　委　（按姓氏笔画排序）

　　　　　王东洋　江淼淼　李　翔

　　　　　李慧娟　张广杰　张真真

　　　　　郝汇睿　徐翠香

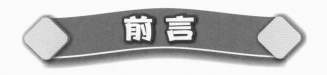

前言

　　相关数据统计显示,中国孤独症患者共计1 400万,其中,儿童患者高达300万以上。儿童孤独症的主要特点为各种刻板行为和社交障碍以及相关共患病,病程长,后续的康复治疗及家庭经济与精神支持至关重要。科学证据提示,孤独症早期发现、早期诊断、早期干预,患儿健康获益最多。基于此理念,家庭对于孤独症病情的早期了解以及康复治疗全过程的理解,对于孩子病情康复至关重要。

　　《儿童孤独症谱系障碍早期识别与康复指导》共分为3篇:病例篇、检查篇、治疗与康复篇。病例篇共10个案例,包括孤独症核心症状之社交障碍、刻板行为以及共患病等,有助于家长全面了解孤独症,做到早期发现、早期诊断并早期干预。检查篇介绍了电生理学等脑功能相关检查、影像学检查、神经发育检查、孤独症常用量表评估以及基因检测等。治疗与康复篇列出了常用的康复治疗方法,如言语康复、运动康复、游戏康复、物理因子康复、感觉统合康复、音乐、中医药康复、个体化训练康复、饮食康复、沙盘康复、家庭康复及其他康复治疗方法。文后还附有孤独症儿童医疗救助资源介绍,希望能真切地为孤独症儿童家庭提供相关帮助。

　　本书编写人员由一线专业研究人员、专业康复技术人员组成,书中汇聚了他们的治疗经验和康复知识,希望以真实的病例、检查方法、治疗康复方法,真正地帮助家庭及社会了解孤独症的特征,帮助患儿及时、准确获得各类康复资源。本科普书适合孤独症儿童的家长、科学研究工作者、康复从业人员阅读。

　　虽然前期查阅了大量的国内外文献资源,并进行了认真审读,但难免存在疏漏与不足,恳请广大读者朋友不吝赐教和指正!

编者
2023 年 9 月

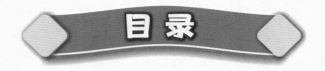

目录

❖ **病例篇** ❖

一　言语少与社交障碍 ………………………………… 002

二　无语言与社交障碍 ………………………………… 005

三　不合群与社交障碍 ………………………………… 008

四　主诉自伤行为 ……………………………………… 011

五　主诉行为爱好特殊 ………………………………… 014

六　主诉学习方式刻板 ………………………………… 017

七　孤独症共患多动症 ………………………………… 020

八　孤独症共患抽动障碍 ……………………………… 025

九　孤独症共患癫痫 …………………………………… 029

十　孤独症共患胃肠道疾病 …………………………… 033

❖ **检查篇** ❖

一　电生理学等脑功能相关检查 ……………………… 038

二　影像学检查 ………………………………………… 044

三　神经发育检查 ……………………………………… 048

四　孤独症常用量表评估 ……………………………… 050

五　基因检测 …………………………………………… 057

六　孤独症的饮食因素 ………………………………… 061

七　孤独症的环境因素 ………………………………… 065

❖ 治疗与康复篇 ❖

一	言语康复治疗	……………………………	068
二	运动康复治疗	……………………………	073
三	游戏康复治疗	……………………………	077
四	物理因子康复治疗	……………………………	080
五	感觉统合康复治疗	……………………………	082
六	音乐治疗	……………………………	089
七	中医药康复治疗	……………………………	093
八	个体化训练康复治疗	……………………………	099
九	饮食康复治疗	……………………………	101
十	沙盘康复治疗	……………………………	106
十一	家庭康复训练	……………………………	112
十二	其他康复治疗	……………………………	117

参考文献	……………………………	121
附 医疗救助资源介绍	……………………………	123

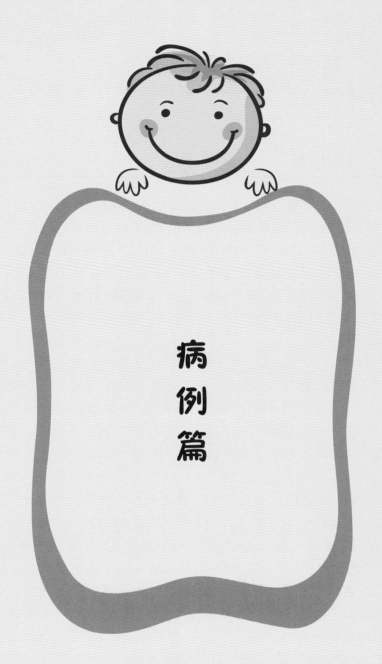

病例篇

一 言语少与社交障碍

（一）病例呈现

患儿6岁11月龄,家长主诉发现社交障碍4年余。患儿2岁6个月时,因"言语少及交流障碍"就诊于郑州某医院,诊断为"孤独症;精神发育迟缓",未治疗。患儿5岁5个月时,因"叫名反应差,眼神对视少,交流障碍"就诊于郑州大学第五附属医院(简称郑大五附院),诊断为"童年孤独症",给予言语训练、儿童行为干预等综合康复治疗,间断康复治疗,较之前的状况有好转。(注意:什么是叫名反应? 眼神对视少说明什么问题?)

余无明显特殊。

专科检查情况:①社交方面,叫名反应欠佳,眼神对视少,不会与同龄人合作游戏,缺乏社交技巧,与小朋友有争执时,不会恰当表达,偶有拉扯别人头发的行为。能听懂简单指令,对周围环境缺乏对应的观察与反应能力,偶尔会对熟悉的小朋友表示安慰,不会炫耀,不愿意分享,会玩部分假想性游戏,对集体活动缺乏兴趣,规则意识差。②沟通方面,语言理解及表达能力差,主动言语少,发音欠清晰,不会主动与人交谈,维持对话困难。打招呼比较刻板,会说"××来了"。表达不喜欢、不要时,会说"拜拜,你走吧"。代词运用混乱,偶尔会问"这是什么?"不会提问。③狭隘兴趣及刻板行为方面,喜欢玩手机上的游戏,喜欢玩滑板车,没有物品所有权概念,喜欢明知故问。④认知运动发育情况,认识常见物品,认识简单的颜色、形状、数字,有一定数量概念,会20以内的加减运算,会写自己的名字,观察力、抽象概念及逻辑性思维较差。⑤其他,注意力不集中,多动;使用筷子欠灵活,习惯用勺子吃饭,饮食种类单一,挑食;系扣子不熟练,穿衣裤分不清前后,不会系鞋带;小便自理,大便不会擦屁股;会跑跳,会单脚站,拍球控制性欠佳,危险意识差。

入院诊断:童年孤独症。

（二）知识点

1. 什么是叫名反应？

叫名反应是指孩子听到自己名字时做出的反应，孩子眼睛能看向叫自己名字的人，并且保持至少 1 秒以上的目光接触。

叫名反应是正常孩子与呼叫者良好互动的标志。研究发现每个人在长期生活中，对于自己的名字是非常敏感的。这里包含着比较多的生理学意义，包括孩子的听觉正常，声音方向的定位能力正常，眼、耳、颈等的协调能力正常等方面。若反复确认叫名表现不佳，则需要仔细思考以下可能性。

一是孩子的听力是否正常，是否对强声有惊跳。当然可以做很多相关检查，其中最常见的就是非常简便的无创性听觉诱发电位。无创性听觉诱发电位能够反映听觉通路是否正常。当然更高级的声音检测也是可以的，有研究报道，孤独症儿童对高频声音比较敏感。

二是患儿可能听见了声音，但就是不理呼叫者。若反复验证均是如此，排除听力障碍，可以认为是叫名反应缺失。

2. 什么是眼神对视少？

孤独症儿童早期表现非常明显的特征之一即很少看人或人物图片的眼睛。即使是与之交谈的父母，也很少眼神对视。目光交流处于人际交往的重要位置，人们相互间的信息交流，总是以目光交流为起点，目光交流发挥着信息传递的重要作用。

（三）病例分析

本例患儿年龄为 6 岁 11 个月，属于大龄患儿，已多次就诊，在几家医院均诊断为孤独症。其孤独症表现已经非常明显，多种评估量表结果均显示其症状主要表现为社交障碍。其中母亲主诉也是社交障碍明显。

从反复评估的结果看，其比较符合孤独症儿童的发展轨迹。患儿在 2 岁 6 个月时，外院诊断为孤独症及精神发育迟缓，从当时评估的结果看也是符合标准的。本例患儿危险意识缺乏,叫名反应差,规则意识缺乏,不能融入集体活动,已进入学龄期,学校集体生活、学习能力差,社交能力弱,此为父母最为关心的问题。一般情况尚可,没有明显胃肠道症状及睡眠问题。刻板行为相关症状尚不是很明显,但有挑食。相关辅助检查结果提示,患儿大运动良好,精细动作欠缺,多动症状明显,无明显冲动、抑郁等情绪障碍。相关感觉功能包括感觉统合能力仍需要评估。必要时可以采用先进的电生理学检查手段评估平衡觉、小脑发育甚至大脑皮质等功能。

然而此患儿语言评估得分较低,具备说话能力,但言语少。社交能力中言语表达能力差,会降低患儿社交的动机,后期康复中需要先加强言语训练。运动尤其是精细运动等方面的发育可以促进言语能力的发育,故精细运动等方面需要加强。社交障碍需要加强集体活动培训,康复治疗中作业治疗可以选用要求精细运动的相关任务,多创造诱发社交动机的生活环境。在对脑功能非常精准的评估前提下,可以试用无创性的经颅磁刺激、经颅直流电刺激等物理治疗手段对脑部区域进行直接干预。饮食疗法及中医药经方调理等可能会帮助患儿纠正由于偏食等原因导致的机体功能失衡,有益于身体发育及脑功能的恢复。

定期评估、定期调整康复治疗方案是必需的,良好的康复治疗有可能帮助患儿融入正常学校集体生活,提高社交能力。

（四）社交障碍早期识别要点

有爱心的父母会积极主动地与孩子互动,如逗笑、挠痒痒等,在互动过程中,即便是 1～2 个月的孩子也会有积极的反馈。如果孩子长期反应差,无眼神交流、脾气暴躁或者淡漠,家长应提高警惕。另外,家中若有其他已经确诊的较大龄孩子时,须更加警惕,应及时向专业机构咨询,寻求专业指导。

（一）病例呈现

患儿 3 岁 3 月龄，入院时家长主诉发现社交障碍 1 年余。约 2 岁时发现患儿叫名反应缺失，不会说话，不与别人玩，家长未重视。（社交障碍的早期表现有哪些？）2 岁半送幼儿园托班，老师反映患儿不听指令，叫名反应缺失，不与同龄人玩，建议退学，家长未重视。患儿 3 岁 3 个月仍反应迟，叫名反应缺失，无眼神对视，无主动性言语，有交流障碍。家长报告患儿 6 个月会坐，1 岁 3 个月会走路，至今无主动、有意义性言语。

余无明显特殊。

专科检查情况：①社交沟通方面，反应迟，表情淡漠，叫名反应缺失，眼神无对视；可无意识发"爸爸、妈妈"音，发音不清，语调低，不会仿说，主动发起交流困难，偶有自言自语；不与同龄人玩，不会关心与安慰别人；对周围环境缺乏对应的观察与反应能力，不会玩假想性游戏；对集体活动缺乏兴趣。②狭隘兴趣及刻板行为方面，喜欢玩车轮、玩圆形物品，走固定路线，常无目的地转圈、看手、乱跑。③其他方面，认知能力差，不会听指令指五官，多动，注意力不集中，可独立行走，会跑跳，不会穿鞋、脱衣服，情绪控制差。

入院诊断：童年孤独症。

（二）知识点

1. 什么是社交障碍？

社交是两个或两个以上的人出于自身需要，运用语言性或非语言性的方式交流信息、沟通感情、进行活动的过程。社交障碍表现在人际交往的困难或交往技能缺失。孤独症儿童在社交方面存在质的缺陷，他们不同程度地缺乏与人交往的兴趣,也缺乏正常的交往方式和技巧。社交障碍是孤独症儿童最核心的缺陷,是被诊断为孤独症的主要依据。

2. 社交障碍的早期表现有哪些?

孤独症儿童往往是因为不说话,才引起家长的重视,而忽略了社交。在孩子被诊断是孤独症的时候,家长往往觉得孩子长得挺可爱的,动作也很灵活,除了不说话,心里好像什么都明白。那么早期孤独症儿童会有什么表现呢?我们可以通过"五不"行为来判断,即"不看或少看""不应或少应""不指或少指""不说或少说""不当"。①不看或少看:指目光接触异常,孤独症儿童在早期就有回避他人眼光的表现,即使是父母,也表现得很冷淡。对别人的声音也不感兴趣,眼神常常飘忽不定。②不应或少应:包括叫名反应和共同注意。患儿对叫他名字反应不敏感,感觉像听不见一样。也缺乏共同注意能力,不会用手指指自己感兴趣的东西给别人看。③不指或少指:缺少恰当的肢体动作,到了1岁也不会用示指指东西。即使是很感兴趣的东西,也不能提出请求,不会用点头或摇头表达需求。④不说或少说:可存在语言发育延迟。⑤不当:指的是不恰当的物品使用及相关的感知觉异常,比如执着于自己特别感兴趣的玩具,如转车轮,不愿意打破常规(走固定的路线)等。言语的不当也应该注意,常表现为正常语言出现后言语的倒退,或者难以听懂、重复、无意义的语句。

(三)病例分析

家长在孩子2岁时就发现叫他名字没有反应,不会说话,不与别人玩,家长未重视,抱有"长大就好了"的想法,到3岁3个月时才第一次就诊,经临床观察与系统评估,确诊为童年孤独症。患儿3岁3个月评估时,整体发育水平相当于1岁9个月,社交能力严重落后,存在明显社交障碍。

患儿头颅磁共振成像检查结果未见明显异常,表明患儿大脑形态正常,但不代表大脑功能正常。正如一棵参天大树,是朽木还是栋梁,不能通过外表形态来判断。

患儿存在明显的社交障碍,无主动、有意义言语,目前康复治疗重点为语前技能训练。患儿在用语言与人沟通前,会使用一些非口语方式与人沟通，如眼神、表情、动作、手势等，只有具备语前技能，才能由非口语沟通行为逐渐转化为言语沟通。

同时指导家长配合家庭训练，家庭训练能很好地提高康复训练效果。家长应与孤独症儿童建立良好的亲子关系，激发患儿的社交动机，找到患儿的兴趣，让患儿觉得和他人一起行动是有趣的、美好快乐的，才能让患儿在真正意义上"接受"社交。当患儿感受到社交的快乐后，再教给他一些社交的规则和技巧，让他能更好地参与社交、享受社交。

因此，我们需要早期发现，给予系统、规范的康复治疗，同时配合家庭康复锻炼，共同帮助患儿培养社交能力，慢慢引导患儿改善社交障碍，融入正常社会生活。

（四）语言交流障碍早期识别要点

在社交障碍、语言和非言语交流障碍、狭隘兴趣与刻板行为这三大特征中，语言问题是最易发现的问题。如果孩子出现以下问题，家长应提高警惕，及时向专业机构咨询，寻求专业指导：孩子 1 岁以后仍没有任何语言；或仅有一些完全听不懂的语言；或有可以听懂的发音，但是没有指向性，没有交流意义；或仅是自言自语，"鹦鹉学舌"的语言，广告语等；或有简单的提要求能力，但是不注意说话对象，语言互动性差。

三 不合群与社交障碍

（一）病例呈现

患儿 14 岁龄,家长主诉发现社交障碍 11 年余。孩子 3 岁时,家长发现患儿不合群,多动,不听指令,就诊于某医院,考虑为疑似孤独症,未干预治疗。5 岁时仍多动,不听指令,主动性言语少,就诊于某医院,诊断为孤独症,予以间断康复训练治疗 2 个月(治疗时间短),效果欠佳。10 岁仍存在交流障碍,不懂社交方式,予以感觉统合训练 2 年,改善不明显。患儿 6 岁上学,无法独立就读,家长陪读至 6 年级,现就读 6 年级,上课不听课,不懂规则,不与同学玩,乱跑,无法正常上学,老师建议康复治疗,遂来郑大五附院就诊。现患儿 14 岁,反应迟,自言自语,词不达意,有交流障碍。为求进一步康复治疗,门诊以"童年孤独症"收治入院。家长报告患儿 1 岁会走,3 岁开始说话。

余无明显特殊。

专科检查情况:①社交沟通方面,反应迟,叫名反应存在,眼神对视少,可简单交流(有语言的孩子就不是孤独症吗?),可回答简单问题,常自言自语,话多,词不达意,多为温度、天气相关话题,语调异常,存在交流障碍,不与同龄人玩,不懂交往方式,不会关心与安慰别人;对周围环境缺乏对应的观察与反应能力,规则意识差,不会玩假想性游戏;对集体活动缺乏兴趣。②狭隘兴趣及刻板行为方面,对天气、温度过度关注,喜欢音乐,幼时喜欢看"百家讲坛""天气预报"。③其他方面,认知能力差,缺乏逻辑思维,会读书,可口算两位数的加减乘除,多动,注意力不集中,会自己吃饭、穿衣,不会独自外出,不会购物,冲动易怒,发怒时有打自己的行为,情绪控制差。

入院诊断:童年孤独症。

（二）知识点

1. 有语言就不是孤独症吗？

孤独症的核心问题是社交障碍。而语言是用来进行社会交流的一种手段。听力受损导致的聋哑儿童往往没有语言，但是聋哑儿童可以有社交，他们通过手势（手语）、表情、眼神、肢体动作进行有效的交流。而孤独症儿童除了没有语言交流，同时在眼神、表情、身体动作交流方面也可能存在明显障碍，有语言甚至有丰富语言的孤独症儿童也是如此，同样存在社交障碍。

2. 大龄孤独症患者有什么表现？

随着孤独症儿童年龄增长和病情的改善，大部分孤独症儿童有了语言交流，但社交障碍就更明显了，他们对父母、朋友等可能变得友好并有感情，但仍然不同程度地缺乏与其他人主动交往的兴趣和行为，周围发生什么事，似乎都与他们无关，很难引起他们的兴趣和注意。也有一部分孤独症儿童愿意与人交往，但交往方式和技巧依然存在问题，不懂得应该如何参与到小朋友的游戏中，当看见小朋友在一起玩时，会过去碰碰、拉拉或抱抱小朋友，甚至打一下，这些都是他们表达社交的方式。他们常常自娱自乐，一个人独自玩耍，我行我素，不理解且很难学会和遵循一般的社会规则。不懂得轮流、交替、等待、合作等游戏规则，难以参与到互动性、合作性较强的游戏中，常常是玩一些跟着小朋友跑的简单游戏，而家长却觉得孩子有社交，但仔细观察，孩子根本没有与同龄人社交的互动。到了成年期，孤独症患者仍然缺乏人际交往的兴趣和技能，难以理解幽默和隐喻等，较难与他人建立友谊、恋爱和婚姻关系。

（三）病例分析

本例患儿年龄为14岁，属于大龄患儿。患儿3岁时才会说话，也发现患儿不合群，不听指令，未能系统康复治疗，错过最佳治疗时期。随着年龄的增长，患儿语言慢慢增多，但社交障碍越来越明显，孤独症评估量表也显示患儿有明显的社交障碍。但该患儿孤独症行为量表（ABC评定量表）25分，未达到孤独症样症状。ABC评定量表为家长评定量表，每位家长对孩子行为的表现理解不同，很多异常行为让家长觉得只是孩子不愿意做、不想做、看心情做，而不是不会做，偶尔一次的表现，家长就觉得孩子有社交的能力。通过孤独症诊断观察量表-2（ADOS-2）评估，总分超过孤独症切截点，主要表现在相互性社会互动障碍。通过孩子表现和评估结果，可以比较明确地诊断为孤独症。

本病例中患儿叫名反应存在，眼神对视少，可简单交流，规则意识差，对集体活动缺乏兴趣，社交能力弱。虽然已送到学校，但无法单独参与学校生活，需要家长全程陪读。有语言可以简单交流，但常自言自语，刻板语言，说一些和社交环境不相关的话题，语言并不能用于社交。大运动良好，多动症状明显，注意力不集中，必要时可以采用先进的电生理学检查手段评估事件相关电位等，了解大脑功能及抗干扰能力。

患儿会读书，可口算两位数的加减乘除，但此能力并没有运用到社交上，连最基本的独自出门吃早餐、买东西都不能完成。目前康复训练的重点是进入学校前的基本技能：吃饭、上厕所、学习生活自理，安坐、排队、遵守校园规则，听指令、交朋友、懂得社交规则等，这也是每个孩子上学前需要习得的技能。通过沙盘游戏治疗缓解患儿情绪障碍，促进患儿自我管理能力、人际交往能力、言语表达能力、想象力、创造力与独立完成事情能力的发展，让孤独症儿童在轻松愉快的环境中学会必要的社交技能，学会等待、分享。通过结构化治疗，加强集体活动培训，利用有组织、系统的学习环境，运用视觉提示，帮助患儿建立个人工作系统和培养习惯，让孤独症儿童认识并明白环境的功能和要求，更好地建立与社会的关系，提高生活技能，增强自发沟通，最终目标是能独立生活。

所以在孩子确诊孤独症后，一定要坚持系统康复干预，即使错过了"黄金干预期"，依旧不要放弃，积极的康复训练会改善孩子的各项能力，对孤独症儿童的健康成长很有帮助。

四 主诉自伤行为

（一）病例呈现

患儿5岁6月龄,家长报告患儿3岁11月龄时频繁出现用手打头的行为,于某医院就诊,诊断为"童年孤独症",建议康复治疗,未遵医嘱。等待2个月,上述症状未见明显改善,打头行为更加频繁,且平素看护困难,对指令无反应,到处跑,随意翻动、破坏物品,无有意义发音,于郑大五附院就诊,诊断为"童年孤独症",给予综合康复治疗,认知理解及表达能力改善,但紧张、焦虑时仍打头、撞头,为求进一步治疗再来郑大五附院就诊。患儿自幼发育迟缓,1岁2个月时不会独自行走,不懂指令,不认物品,于当地医院康复治疗半年余,效果欠佳,自行中断康复治疗。患儿2岁会独自行走,仍认知差,无发音,不懂指令,未再干预。

余无明显特殊。

专科检查情况:①社交沟通方面,能用简单语言表达自身需求,对周围环境缺乏对应的观察与反应能力,危险意识淡薄;不会恰当地玩玩具,经常破坏物品;不懂观察与模仿其他人,不参与集体活动,不会主动与玩伴交谈、交换玩具,不会留意他人需要而主动提供援手,不会主动轮候与分享,不知道在他人允许下才能拿取物品。②狭隘兴趣及刻板行为方面,活动缺乏目的性,到处走动,来回奔跑、蹦跳、敲拍,随意乱拿、翻动、扔物品,破坏玩具,频繁用手打头,紧张时明显,用力较重,用力部位为双手示指掌指关节,击打部位为双侧额颞部,有时用头撞门或墙,喜欢搂抱他人、亲喜欢的人的脸。③其他方面,抽象概念、因果联系差,复杂句式不能听懂,不喜欢听故事,不懂玩笑,运动协调性差,动作笨拙,手功能差,衣食需家长辅助,小便有时不受控制。

入院诊断:童年孤独症。

（二）知识点

刻板行为的第一个表现：身体动作的重复和刻板。

刻板行为是指固定的、重复发生却没有社会性功能的行为，是孤独症儿童最明显的特征。但不同的患儿所表现的具体行为不尽相同，同一个孤独症儿童的某个刻板行为可能维持相当长的一段时间，也可能随着心智水平的提高或年龄增长而发生变化。

刻板行为种类繁多，很难全部列举，但其共同的特点就是狭隘、重复、刻板、仪式样。刻板行为可以分为 3 类：身体动作的重复和刻板；对物体施加的重复、刻板和仪式行为；重复学习行为和强迫性思维。

身体动作的重复和刻板是最低级的刻板。各种程度的孤独症儿童都会有这类行为，但相对来说，在严重孤独症儿童中这类行为较多、维持时间较长，往往占据了患儿日常生活的很多时间，对患儿病情影响严重。

（三）病例分析

本例患儿 5 岁余，属于大龄患儿。从病史看为非倒退型，患儿从出生后便逐渐开始出现一定程度的与普通儿童发育指标相比延迟和偏差的情况，在几家医院均诊断为孤独症，且认知水平较低，孤独症刻板行为表现非常明显，且 4 岁余才开始康复，因此问题行为明显。

追溯问题行为或刻板行为的来源，根本在于其自身感觉障碍或表达障碍，实际上他们是在用这种办法来缓解自身不适或表达他们的需求。许多孤独症儿童有着对感觉信息的特殊需要，他们往往凭借一些貌似刻板的行为来满足自己的需要。部分孤独症儿童的刻板行为意图以此来减轻或抵制因自身疾病带来的痛苦和不适。这种状况多发生于无言语孤独症儿童身上，因其在遭受各种不适困扰时，无法表达，必然会有发脾气、哭闹等状况，甚至会呈现自伤、进犯等行为。

部分孤独症儿童通过既往经验懂得，只需他们体现出自伤、自虐等行为，就能得到周围人的关注或重视，或许能够得到自己想要的东西。在这样的基础上，他们常常表现出一些刻板或问题行为。部分孤独症儿童不喜欢完成某些任务,或不喜欢当时的环境,也会因而出现一些刻板行为,包括自虐、自伤等。如果这些问题行为确实能够帮助孤独症儿童终止别人的要求或脱离不喜欢的环境,那他们在今后相同的状况下会出现更多的此类行为。

本病例提示孤独症儿童并非均早期发育正常或接近正常,其后出现快速或缓慢的倒退。临床观察,多数孤独症儿童在婴幼儿期就存在不同程度的发育落后、社交障碍,只是家长关注不够或不够重视,认为自己孩子的语言发育情况与同龄孩子无异而选择等待、观望,错失了早期的康复时机。大量临床观察发现,早期发现及干预至关重要,尤其 1～2 岁是儿童语言理解的爆发期,2～3 岁是词汇量的爆发期,3～4 岁是语法的爆发期,这些时期对正常发育的儿童都至关重要。如果能在孤独症儿童发育的早期进行干预,能明显加快其认知理解及语言的出现,语言的出现又能较大程度上缓解患儿因表达障碍导致的刻板或问题行为的出现,同时有利于患儿情绪的稳定。

(四)身体动作的重复和刻板早期识别要点

患儿身体动作的重复和刻板行为主要表现为经常看自己的手;无意义的双手或单手扭动、频繁拍手,玩手指、吸吮手指、啃指甲,兴奋时挥舞或扑动双手,摸外生殖器,掐耳朵;经常仰头看灯、发光字体;耳朵贴地板上听声音,贴近声源或反复弄响物品听声音;前后或左右摇晃身体;原地转圈或围着圈跑、持续不停地蹦跳;在客厅直线来回跑动;反复上、下楼梯;斜眼睛看线条或朝某个方向看;经常踮脚尖走路;接触任何东西都要嗅一嗅、舔一舔或咬一咬;反复抠鼻孔、吃鼻屎等。

（一）病例呈现

患儿 2 岁 1 月龄,家长主诉发现叫名反应少,特殊行为爱好 2 个月余。家长发现患儿 1 岁 11 个月时开始出现特殊行为爱好,如喜欢看路灯,喜欢圆形物品,喜欢转车轮,喜欢围着汽车看车轮、看车底,喜欢看风扇、空调外机扇叶旋转,嗅物品气味,且叫名反应少,眼神交流少,发音少,未就诊。等待 2 个月,上述症状未见明显改善,2 岁 1 个月时于郑大五附院就诊,诊断为"童年孤独症"收入院。家长报告患儿 1 岁 5 个月独自走稳,1 岁半左右能有意识叫"爸爸、妈妈"。

余无明显特殊。

专科检查情况:①社交沟通方面,叫名反应缺失;眼神对视少,对他人的面部表情无反应,对生人无视觉反应,没有接触环境或进行交往的要求,不能发展任何友谊,缺乏社交性微笑、招呼;对大部分指令无反应,发音极少,有时能仿说单字,有需求拉家长的手,而不看家长的脸,不会用示指指物品;危险意识淡薄,不观察与模仿其他孩子。②狭隘兴趣及刻板行为方面,自娱自乐,面部表情单一,喜欢简单的活动和游戏,反复敲拍、玩弄一个物品,喜欢看路灯,无论亮与否,只要有路灯都要停下长时间抬头看,喜欢看圆形物品,喜欢将儿童小推车放倒转车轮,喜欢围着汽车看车轮、车底,喜欢看风扇、空调外机扇叶旋转,喜欢听空调外机响声,喜欢旋转身体,嗅物品气味,自言自语发音,但不能被听懂。③其他方面,认识少量日常用品、阿拉伯数字、颜色,有时能按指令挑选相应物品,多数时候对指令无反应,自己会用勺进食,白天大小便自己会跑进厕所,不会语言示意家长。

入院诊断:童年孤独症。

（二）知识点

刻板行为的第二个表现：对物体施加的重复、刻板行为。

孤独症儿童对普通儿童所喜爱的玩具和游戏缺乏兴趣，而对一些通常不作为玩具的物品却特别感兴趣，如车轮、瓶盖等圆形可旋转的物品，部分患儿还对塑料瓶、木棍、石头等非生命物体产生异常喜好。由于兴趣狭隘、固定，患儿会对感兴趣物体反复观看、把玩、"研究"，进而表现出重复、刻板行为。

这类刻板行为种类繁多，在孤独症儿童中常见，但每个患儿通常只会有其中几项，且与患儿所处的环境有关。他们往往过度沉迷其中，影响社交的同时，也对其生活以及学习其他知识和技能造成影响，且当家人试图终止其刻板行为时，往往会引起其明显的情绪反应。

（三）病例分析

本例患儿2岁1个月，属于小龄儿。从病史看患儿在发育的早期就开始出现一定程度的行为爱好特殊的情况，由于年龄较低，一般家长会将此种行为视为正常，认为可能是孩子近期对该物品感兴趣，是孩子认知周围事物的过程，但随着孩子年龄增长，仍不能像正常同龄儿一样扩展兴趣。

儿童的发育是有一定规律的，一般儿童接触到新事物会有一个关注、观察、探索期，一旦熟悉之后普通儿童能很快掌握该物品的核心功能，且能灵活变通地使用该物品，或者把该物品假想为其他物品使用。而孤独症儿童所感兴趣的东西往往是普通儿童不感兴趣的，甚至在大人眼中是毫无意义的，例如线绳、木棍、纸片等，但孤独症儿童会持续坚持自己的玩法，忽略物品核心功能，其专注程度及痴迷程度非同一般。

孤独症是一种与生俱来的发育障碍，它并不像某些先天缺陷儿童在患儿出生之时就能表现出来。敏感的家长在孩子婴儿期就感觉到孩子的与众不同，发现一些早期征象，一些有经验的医生也能在孩子1岁内就做出诊断，但是大多数还是要等到儿童达到一定年龄的时候才开始明显地表现出孤独症症状。患儿狭隘兴趣和刻板行为如果没有及时地引导干预，在以后的认知能力和社交方面必然会受到不良影响,因为儿童能力的发展一方面由大脑发育情况决定,另一方面是在儿童与环境(营养、家庭养育、同伴互动、校园教学等)的相互作用中发展出来的。

如孩子表现出此类行为,家长也不必过度担心,如强行制止,反倒会引起孩子巨大的情绪反应或使孩子极为不适、暴躁不安、极不合作。应将其看作孩子的一个特点或个人偏好,在不违背原则的前提下,巧妙地顺应或配合孩子,也可以通过孩子的爱好介入,跟孩子产生游戏互动和交流,利用这些爱好进行引导,以提高孩子的依从性,减少对抗性,进而拓展其兴趣范围。

(四)对物体施加的刻板行为早期识别要点

对物体施加的刻板行为可表现为反复开关门、窗、开关、抽屉;长时间专注地观察不断开关的自动门、车库门口起落的挡杆、电子屏幕中移动的字体;旋转硬币、瓶盖、球、车轮、盘子、奶粉罐等圆形的物品;长时间观看转动的风扇、排气扇、空调室外机的扇叶、发廊门口的转灯等;反复排列积木、玩具车、饮料瓶、鞋子、盒子、凳子等;按某种方式排列物品,例如相同颜色或形状的排列在一起,饮料瓶上的商标要统一方向排列;反复看同一个电视广告或动画片断,重复唱某一首儿歌或经常背一些广告词,收集某一类物品(如药盒、宣传彩页),手里经常拿着同样的物品,反复坐电梯,坐汽车时持续专注道路两旁"移动"的车、建筑、路标、树木;喜欢将东西放进细缝或洞里;看不懂书却重复一页一页地翻书;仪式性行为,例如出门前一定要关灯、关电视、关门,做某个动作后说一句固定的话,坚持按固定的路线去商场,必须每天定时做某件事等。

六　主诉学习方式刻板

（一）病例呈现

患儿4岁5月龄,家长2年多前发现患儿叫名反应少,眼神交流少,无有意义言语,于郑州某医院就诊,诊断为"童年孤独症",开始间断康复治疗。经治疗患儿2岁10个月会说词汇,4岁5个月能说句子,仍眼神交流少,说话时不看对方,参加集体活动困难,行为及思维方式刻板。现为求进一步康复治疗前来郑大五附院就诊,门诊以"童年孤独症"收住院。

余无明显特殊。

专科检查情况:①社交沟通方面,眼神对视少,回避目光,交流时不看对方,维持对话困难,突然说与情境或对话无关的话,说话语调单一,缺乏抑扬顿挫,说话技巧机械,不能一边进行手中活动一边回应他人。有与同龄儿玩的意识,但是缺乏交往技巧,表情、手势、动作等肢体语言使用少,同伴友谊发展困难,不理解语言含义,不懂玩笑,人称代词运用混乱,不懂在他人允许下才能拿取物品,游戏规则理解慢,集体活动时不懂服从多数人的意愿,不懂社交规则,不会察言观色,不能发现社交中的尴尬场面。②狭隘兴趣及刻板行为方面,有自言自语及重复语言,喜欢使用书面语和成语。热爱学习书本知识,对数字、文字感兴趣,会口算十位数的加减,喜欢认字,看书时找自己认识的字,不看配图,不顾及故事情节,喜欢英文单词,看到会说的物品反复说相应的英文单词。坚持按自己的方式做事。③其他方面,认识日常用品、数字、颜色、形状、较多汉字,能简单自理生活,可自己吃饭、洗漱、如厕。

入院诊断:童年孤独症。

（二）知识点

刻板行为的第三个表现：重复刻板行为和强迫性思维。

这种类型的刻板行为多见于轻、中度孤独症患儿，主要表现为玩玩具及活动的方式非常特别，显得重复、刻板、固执，如常用同一种方式做事或玩玩具，对字母、数字、文字过度地感兴趣，留意书的页数、车牌的数字、电梯到达的楼层数、公共汽车线路数等；重复画相同的人物或物品；喜欢"研究"地图、国旗、公共汽车线路、地铁线路；对各种汽车、银行、空调、电视台的标志很有兴趣；常常"研究"室外的下水道口、井盖、消防水龙头。一些有语言的患儿喜欢问问题，并且常是与科学、自然、生物、音乐、艺术等某一方面有关的问题，初始给人感觉"很聪明、知识面广"，但反复多次后令人生厌，甚至明知故问、自问自答，例如，地球为何是圆形？地球到月亮有多远？一年有多少天？对某个问题的观点常常固执己见，难以被说服。这种类型的重复刻板行为多见于轻、中度孤独症儿童，但是如果持续时间长、强度大，对患儿的影响也较大。

（三）病例分析

本例患儿4岁5个月，处于幼儿园中班年龄，长相俊俏，文质彬彬，智力测试106.7分，智力发育相当于普通发展儿童，且比较热爱学习文化知识，周围亲戚邻居都觉得孩子没有问题，由于社交障碍且兴趣狭隘、行为及思维方式刻板，不能正常入幼儿园就读。因此，这一案例提示我们：确诊一个儿童是不是孤独症，与智力水平无关！

孤独症儿童智力水平高低不等，从极重度智力落后到智力超常。智力正常或超常的孤独症儿童通常具有语言能力，学习能力较强，有一定社会适应能力，但其智力结构发展不平衡，在智力测试的分项目上得分不均衡，在某些方面表现出碎块技能或孤立型能力，常见的是机械记忆、艺术才能、外语能力、数学运算、日期推算等，被称为孤岛能力，在这些方面甚至超出了普通发展儿童。然而，即使患儿具备这些能力，也不能不去干预其核心症状，如不加干预，大多数情况下这些孤岛能力都不能被建设性地用于改善他们成年后的日常生活质量。

此类患儿一般属轻、中度，家长往往会由于患儿智力及学习能力不错却进不了正常学校而着急、焦虑不安，且心有不甘。而儿童时期的爱好最终发展为终生职业的例子也不少见，他们比普通儿童对自己感兴趣的事物更加专注，有些还成了某一领域的专家。因此，针对其特殊爱好及兴趣，若给予充分引导、培养、教育和适当的机会，多数可以进入学校，成年后会从事自己喜欢的专业，为社会做出贡献。

对孤独症儿童发展的不均衡要辩证看待。每个人的能力都是不均衡发展的，只不过孤独症儿童的不均衡更加突出，家长应该以患儿的个人兴趣为基础，包容不同的发展方向和多种多样的专业发展，转变教育观及价值观，为孩子营造相对宽松、自由、开放的成长环境，使孤独症儿童获得适合自己能力和兴趣的工作。从成年后的工作看，能力不均衡的影响远不如我们想象中的那么严重。

七　孤独症共患多动症

（一）病例呈现

患儿5岁龄，家长主诉发现社交障碍3年余。患儿2岁时家属发现其叫名反应、眼神对视少，语言发育迟缓，发音少，缺乏与同龄儿交往兴趣，认知理解能力差，家长带其至郑州某医院就诊，考虑为"孤独症倾向"，未治疗。患儿3岁6个月时至郑州某康复机构间断康复1年余，经治疗，患儿叫名反应、眼神对视较前稍增多，发音较前增多，但仍存在社交障碍，缺乏与同龄儿交往的兴趣；同时伴有情绪不稳定，好发脾气，多动不安，冲动，注意力不集中等症状。

余无明显特殊。

专科检查情况：①社交沟通方面，叫名反应、眼神对视少；独自玩耍较多，缺乏与同龄儿玩耍的兴趣及技巧，不喜欢被人拥抱。语言理解能力及表达能力差，能听懂简单的指令，可进行简单对话，主动发起社交及维持对话困难，仿说较多，"你、我、他"人称代词分不清。别人不适时不会表达关心和安慰。对周围环境缺乏相应的观察与反应能力；偶尔会与人分享。②狭隘兴趣及刻板行为方面，喜欢圆形和球形的东西；喜欢转圈。③认知运动发育情况，认知理解能力及逻辑思维能力差，分不清里外、前后等概念；对数量无概念，不能进行简单加减法运算。④其他方面，注意力不易集中，容易受到外界因素干扰，易分心走神；安坐能力差，多动不安；冲动，极度缺乏耐心；行为唐突；难以自制。常常别人问话未完即抢着回答；常常打断或干扰他人，如别人讲话时插嘴或干扰其他儿童游戏。时有情绪化问题；要求不能满足时哭闹不安，摔东西，打人。

入院诊断：①童年孤独症；②注意缺陷多动障碍。

（二）知识点

1. 什么是共患病?

除了社交障碍、狭隘兴趣和重复刻板行为外,孤独症儿童常常存在或伴随一些不能单独用孤独症解释的症状或疾病,我们把后者称为孤独症的共患病(共同存在的疾病)。

研究发现,孤独症共患其他疾病是一个普遍现象,共患病可以是一种,也可以是 2 种或者以上。孤独症是否存在共患病以及共患病的分布并不是一成不变的,也就是说,现在没有共患病不等于将来不出现共患病,在不同的时期或者不同年龄阶段可以出现不同的共患病。当然有些共患病可能与孤独症本身的症状一样,一直并存至成年期甚至终生。

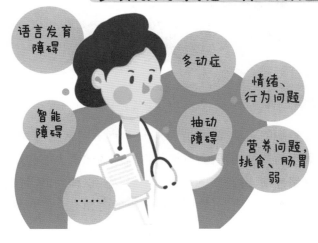

2. 什么是孤独症共患多动症?

多动症是孤独症最常见的共患病。孤独症儿童给我们的印象常常是好动、注意力不集中,因此孤独症被误诊为多动症的情况并不少见。事实上,孤独症与多动症是两种不同的疾病,但却常常并存。

对于共患多动症的孤独症儿童来说，他们会更难安坐，更加不受控制，也难以维持注意力来学习和接受康复训练，一些患儿会因为学校严格的纪律和课程要求导致学习困难，教育训练和认知学习的效果会受到较大的不利影响。很多孩子表面安静，但是容易走神，家长们认为孩子不动就跟多动症无关，也不会意识到可以向医生寻求相关帮助。

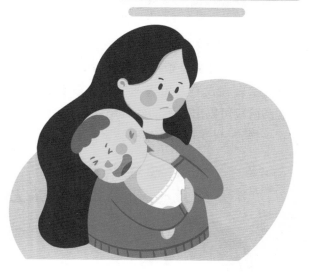

这孩子太能折腾了！

3. 什么是多动症？

多动症是注意缺陷多动障碍的简称，是儿童时期常见的神经发育障碍性疾病之一。表现为持续性存在、与年龄不相称的注意力不集中、不分场合的过度活动和情绪冲动，可造成患儿的学业、情感、认知功能、社交等多方面受损。发病通常在6岁以前，一般症状最突出的时期是9～10岁，可随年龄增大逐渐好转，约60%的儿童症状可持续到成年期。

4. 多动症常见吗？

据统计，儿童多动症全球的发病率约为7.2%，我国的发病率约为6.26%，粗略估计我国约有2 300万的多动症儿童（远远高于孤独症的发病率）；男孩发病率是女孩的3倍以上。因此，多动症是比较常见的，且男孩更多见。多动症的发病率非常之高,但是其就诊率却较低,仅有 10% 左右。也就是说,有相当一部分患儿家长并没有认识到孩子的多动、注意力不集中是一种疾病,使得这些孩子没有得到及时的诊断和治疗。

5. 什么原因导致多动症的发生呢?

①遗传因素:研究显示多动症有明显的家族聚集性,患儿的同胞兄弟姐妹同患该病的风险是一般人群的 2 ~ 8 倍。②生理因素:中枢神经系统解剖结构异常以及神经生化物质水平异常。③疾病及脑损伤:孕早期或婴幼儿期脑发育受到损害,如孕期感染、中毒、X 射线暴露;围产期异常,如窒息、早产等导致轻微脑损伤,都是多动症发病的危险因素。④社会心理因素:许多学者认为,儿童多动症与家庭环境和教育方法有十分密切的关系。在缺乏关心与温暖的家庭环境下长大的孩子,有可能出现多动症。反之,家长对孩子的溺爱或是苛求,同样会引起多动症的出现。

6. 活泼好动就是多动症吗?

活泼好动并不等于多动症。鉴别孩子是不是多动症的关键,是评价者必须熟悉不同年龄阶段儿童心理发展的典型表现,将其心理行为表现与同龄儿童相比较。应避免将正常活泼好动的孩子误诊为多动症,同时也要排除有类似症状的其他精神发育疾病。

生长发育中的孩子,特别是学龄前儿童,由于其年龄小,还没有养成安静学习的习惯,活泼好动、调皮捣蛋,对新鲜事物或陌生环境充满好奇心,活动量较大,这是儿童的天性。正常儿童的活泼天性与多动症儿童的多动是有本质区别的。

（三）病例分析

本例患儿除诊断为孤独症外,同时共患有多动症,其主要表现在 2 种以上场合的、与其年龄不相称的注意力不集中,不分场合的过度活动和情绪冲动;且在 6 岁以前出现上述症状,同时持续时间超过 6 个月。因患儿存在多动症相关症状,对其康复训练的效果、人际关系的发展均会产生不良的影响,因此必须引起康复医务人员及家长的重视。

对于孤独症共患的多动症,除了常规的行为干预、心理疏导及口服西药外,中医特色疗法对于本病也有较好的临床效果,其包括普通针刺、头皮针、耳穴压豆、小针刀、穴位埋线、中药内服、刺络放血等疗法。

（四）多动症早期识别要点

如果发现孤独症儿童的活动水平远远超过其年龄发育水平,或者有的除了睡眠时间,几乎没有安静的时候,且行为是杂乱的,多无明确的目的性。在学校或家庭等多种场合都存在多动不安、安坐能力差、注意力不易集中等表现,可考虑为多动症。

八 孤独症共患抽动障碍

（一）病例呈现

患儿 6 岁 9 月龄，家长主诉发现交流障碍 4 年余。患儿 2 岁 1 个月时，家属发现其叫名反应、眼神对视少，与同龄儿玩耍时游戏水平简单，同时伴有走路不稳，易摔倒症状，先后至北京、武汉等医院就诊，未给予特殊治疗。患儿 5 岁 7 个月时仍存在上述症状，来郑大五附院就诊，诊断为"孤独症"，给予综合康复治疗 10 余个疗程。经治疗，患儿叫名反应、眼神对视较前增多；语言理解能力及认知能力较前提高，但仍缺乏与同龄儿交往的兴趣及技巧，对他人关注较少。

余无明显特殊。

专科检查情况：①社交沟通方面，叫名反应、眼神对视较正常同龄儿少；独自玩耍较多，缺乏与同龄儿交往的兴趣及技巧；不会主动与他人分享玩具及零食；偶尔会向他人炫耀；语言理解能力一般，能听懂简单指令，听不懂时有自言自语的情况；有要求时可用语言简单表达；主动发起社交困难，可进行简单对话，维持对话困难。②狭隘兴趣及刻板行为方面，喜欢反复按开关、开关门、拉窗帘，喜欢听空调开关时的声音。思维较刻板，不易接受日常规律的改变，若改变，会出现哭闹、烦躁等情绪化问题。③认知运动发育情况，认知能力一般，可进行相同属性、功能及情景配对。对数量有一定的概念，可进行简单的加减法运算，但速度较慢，需要借助手指。会唱儿歌、背古诗；能分清大小、数量、方位。代词运用混乱，分不清"你、我、他"人称代词。认识常见的拼音及字母。④其他方面，运动协调性差；扁平足，行走时双足外翻。时有眨眼、清嗓子等动作。安坐能力稍差，注意力不易集中，经常容易分神，不能按时完成任务。

入院诊断：①童年孤独症；②抽动障碍。

（二）知识点

1. 什么是孤独症共患抽动障碍？

抽动障碍又称为抽动症，主要表现为不由自主的、突发的、快速的和反复的单一或多个部位的肌肉运动和（或）发声抽动。发声与多种运动联合抽动时称之为抽动秽语综合征（又称 Tourette 综合征，TS）。国外许多研究发现，孤独症患者的抽动症患病率明显高于普通人群，而且抽动症患者亲属中孤独症患病率也较高，提示了孤独症和抽动症在遗传学以及神经病理学方面是密切相关的。严重的抽动症状会给患儿的日常生活、教育训练和社交发展增加障碍，有可能增加情绪、心理及家庭的压力和负担。

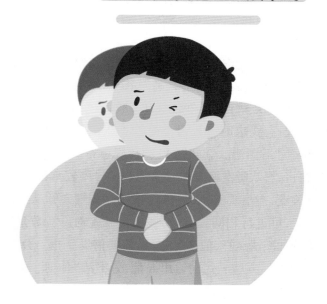

孤独症共患抽动障碍

2. 抽动障碍的原因是什么？

总体说来，抽动障碍的发病原因尚不完全清楚。遗传的、生物的、心理的和环境的原因可以协同导致抽动障碍的发生。许多具有调控作用的化学物质(医学上称为神经递质)参与维持大脑的正常功能,这些化学物质的作用非常复杂,有的起兴奋作用,有的起抑制作用。如果这些化学物质的平衡被打破,可以引发抽动障碍。例如,大脑内有一种化学物质叫多巴胺,能够调控大脑功能,使躯体运动增多,它的功能强化会导致抽动障碍的发生。

3. 抽动障碍有哪些类型?

(1)短暂性抽动障碍:运动抽动和(或)发声抽动持续时间短于1年。

(2)持久(慢性)运动或发声抽动障碍:运动抽动或发声抽动持续超过1年,但不会同时出现运动抽动或发声抽动两种情况。

(3)抽动秽语综合征:运动抽动和发声抽动均有发作,但不一定同时发生;抽动可能是反复的,但持续时间超过1年。抽动起病于18岁之前,并非因为药物或者其他医学情况引起。

4. 抽动障碍会怎么发展?

抽动障碍通常以运动抽动为首发症状,且以头面部多见,头面部中又以眨眼为最多见。症状发展的一般顺序是从头面部逐渐往下,至颈肩部肌肉,而后波及躯干及上、下肢。典型的抽动通常出现在5~7岁阶段,在8~12岁阶段频率和严重程度可能会增加,大多数TS患者在青春期后期都有改善,有些人不再有抽动。少数TS患者在成年后仍持续有严重的抽动。在发病早期,当患儿首发眨眼及清嗓子症状时,常被误诊为结膜炎和慢性咽炎;当出现挤鼻或吸鼻时又易被误诊为鼻炎,因此本病的误诊率极高。

5. 抽动障碍会对孩子的身体健康造成影响吗?

抽动障碍属于一种大脑功能障碍性疾病,不会影响到孩子的躯体性健康。但是部分孩子由于抽动障碍出现心理负担、交往障碍,不敢或不愿和老师或朋友进行正常的互动和交往,甚至出现厌学情绪,影响正常的学习,这是需要关注的。抽动障碍的孩子如果出现这些情况,或者抽动障碍影响了孩子的正常活动或说话,是需要及时治疗的。

（三）病例分析

本例患儿属于学龄期的孤独症儿童。家属早期即发现患儿发育迟缓，在外院多家医院就诊，因当时年龄小，孤独症症状不典型，没有明确诊断。其至我院（郑大五附院）时，孤独症症状已经十分典型。随着该患儿接受系统综合康复治疗，其各方面能力均在不断提升，更重要的是其孤独症的核心症状改善较明显。通过近期随访，该患儿目前已经入读幼儿园大班，因没有明显的情绪化问题及多动症状，且生活自理能力尚可，暂未表现出与同班同学明显的差异，故可继续在普通学校就读。但同时，其仍然存在孤独症的"影子"，大部分时间干自己感兴趣的事，尤其喜欢无目的地书写汉字，一直重复不停地写，课堂上跟老师不在一个"频道"上。

该患儿除了孤独症核心症状外，有眨眼、清嗓子等抽动障碍的表现，对其平时的生活、学习等会造成不良的影响，如会造成其注意力不易集中，或心烦意乱。随着患儿年龄的增长，其抽动的频率和严重程度也可能会增加，对其心理也可能产生负担。患儿可能会出现不敢或不愿与老师或朋友进行正常的互动和交往，甚至出现厌学情绪，影响正常的学习，因此，这是我们需要特别关注的。

对于不是特别严重的抽动障碍，家属或他人不应给予过多的关注，以免加重其心理负担。另外过度劳累、睡眠不足或精神紧张等也可能会加重抽动障碍，因此，对于此类患儿，家长应注意患儿的劳逸结合，保证其充足的睡眠，不给予过度的精神压力。如果患儿的抽动障碍较重，应及时至医院就诊。

（四）抽动障碍早期识别要点

如果发现孩子出现眨眼、吸鼻子、耸肩、清嗓子、咳嗽、吐痰、呃逆等表现，且这些表现是不由自主的、突发的、快速的和反复的，要考虑为抽动障碍的可能。

九 孤独症共患癫痫

（一）病例呈现

患儿2岁9月龄，家长主诉发现社交障碍9个月余。患儿3个月大时出现点头样痉挛发作，一天发作2~4次，四肢抖动，于广东省某医院就诊，诊断为"婴儿痉挛症"，后给予激素（具体不详）及左乙拉西坦口服液、丙戊酸钠口服液口服治疗；11月龄后至今未见临床发作。1岁3个月余会独走，会无意识发"奶奶、姐姐"音，其后发音逐步减少，至2岁时几乎无发音（存在语言倒退情况）。患儿2岁时家长发现其发音减少，眼神对视少，于广东省中山市某医院就诊，诊断为"孤独症"，建议康复治疗，后于中山市另一医院间断康复治疗半年余。经治疗，患儿与家人眼神交流及互动情况有所改善。患儿2岁7个月时因对周围环境及人物关注程度低，眼神对视少，认知理解差，无有意义发音，入院综合康复治疗2个疗程。

既往家族史：父亲有癫痫病史。余无明显特殊。

专科检查情况：①社交沟通方面，叫名反应缺失，眼神对视少，对他人的面部表情无反应；没有接触环境或进行交往的要求，不能发展任何友谊，缺乏社交性微笑、招呼，不与同龄儿玩，拒绝别人的接触或拉手；语言理解能力差，不能执行简单的、含有介词的指令。发音极少，不会用语言表达需求，有需求会拉家长的手，想要物品不能等待，不会表达需求和痛苦。不会炫耀与分享；不会玩假想性游戏。②狭隘兴趣及刻板行为方面，对周围东西喜欢摸或尝，特别喜欢看手机；同一部动画片在电视上听到无反应，在手机上听到会有恐惧的表现（存在感觉的异常）。③其他方面，认知理解落后，不能指出5个以上物体名称，代词运用混淆，运动协调性差，动作笨拙，衣食需家长辅助，不会控制大小便，不会语言示意。

入院诊断：①童年孤独症；②癫痫。

（二）知识点

1. 什么是全面性发育迟缓？

指5岁以下儿童在运动（包含大运动和精细动作）、语言、认知等发育领域中存在2个或2个以上里程碑的明显落后，孤独症也可认为是其社交发育迟缓。

2. 什么是孤独症共患癫痫？

癫痫俗称"羊癫风"，是大脑神经元突发性异常放电，导致短暂的大脑功能障碍的一种慢性疾病。以往研究认为孤独症的癫痫患病率约为26%；与单纯癫痫患者相比，孤独症共患癫痫患者的癫痫发作年龄更晚，局灶性癫痫发作（非全身性发作，发作时常没有意识丧失）形式相对常见。

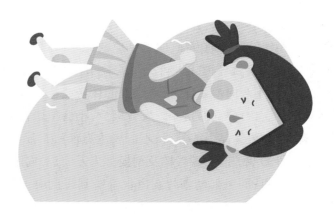

孤独症患者发生癫痫

3. 孤独症共患癫痫的特点是什么？

孤独症患者发生癫痫的年龄可从婴儿期到成人期，存在学龄前和青春期2个起病高峰，呈双峰年龄分布，分别为3～4岁和16～17岁。智力发育障碍、发育倒退更为常见，低功能的孤独症发病率高，且治疗更为困难。智力障碍越重，癫痫也越易于反复发作，在无明确病因的孤独症共患癫痫患儿中，智商≥55分者有75%为癫痫偶尔发作，25%为反复发作；智商<55分者有75%为癫痫反复发作，25%为偶尔发作。在与其他遗传或神经综合征相关的孤独症患者共患癫痫中，91%癫痫反复发作。

4.哪些孤独症儿童更容易癫痫发作?

在孤独症儿童中，智力障碍似乎是发生癫痫的高风险因素。没有智力障碍的人估计有8%发生癫痫的风险，有智力障碍的人有高达20%发生癫痫的风险。还有多种遗传疾病与孤独症和癫痫发作有关。风险因素包括被诊断为雷特综合征、脆性X染色体综合征以及其他疾病。同时，注意缺陷多动障碍、焦虑症和睡眠障碍等疾病，在癫痫和孤独症中都很常见。因此，重要的是要注意具有上述一项或多项诊断的孤独症儿童更有可能发生癫痫，父母应该保持警惕。研究表明，患有癫痫的孤独症患者的男女比例接近2∶1，而没有癫痫的孤独症患者的男女比例为3.5∶1。

5.孤独症儿童的癫痫如何治疗呢?

目前癫痫的治疗仍以药物治疗为主，以控制发作或最大限度地减少发作次数，改善生活质量。若药物治疗无效，可考虑进行手术治疗。研究表明，新诊断的癫痫患者，如果接受规范、合理的抗癫痫药物治疗，70%~80%的发作是可以控制的，其中60%~70%的患者经2~5年的治疗可以停药。

（三）病例分析

该例患儿自幼就出现癫痫相关症状，从多家医院脑电图检查结果及全外显子、基因检测结果可以得到证实。患儿虽然11月龄后暂未出现癫痫发作相关症状，但从多次复查脑电图结果来看，其大脑仍存在异常放电，即该患儿癫痫并没有得到较好控制，这可能与该患儿存在癫痫家族史或基因异常有关。对于此类型的癫痫，治疗相对较棘手。

另从患儿神经心理发育量表结果来看，其病情十分严重，明显落后于正常同龄儿。对于孤独症共患癫痫，控制癫痫是首要目标，因大脑的长期异常放电会进一步损坏大脑功能,其被称为康复的"拦路虎",会明显影响康复治疗的效果。

癫痫发作对孤独症儿童会产生如下影响:①会导致认知能力进一步退化;②会出现情绪障碍,易冲动、易怒;③人际交往能力进一步退化,影响其融入社会;④容易造成意外伤害,如摔伤、溺水、窒息。因此该类患儿需要长期守护。

对于此患儿,家属需要做的是:配合医生,坚持正规的治疗;督促患儿按时按量、规律服药,同时帮助患儿建立良好的生活制度,尤其是睡眠充足、规律,注意合理的饮食习惯。一旦孩子出现癫痫发作,首先保持冷静、不要惊慌,避免不当刺激,防止意外伤害;可将患儿平卧、头偏向一侧,松解衣扣;不要强行往嘴里塞东西如毛巾、筷子、手指等,因抽搐时患儿常常牙关紧闭,强行塞入物品增加了对患儿的刺激,不利于发作缓解;不可强行按压抽搐的身体,以免骨折及脱臼;如发作持续3~5分钟仍不缓解,应及时送医院治疗,尽快终止癫痫发作。

(四)癫痫的早期识别要点

如果发现孩子经常出现以下症状,要考虑"癫痫"的可能,需尽快至医院的神经内科就诊,给予脑电图等检查以明确诊断:愣神或发愣的症状,甚至无缘无故地持物掉落;无缘无故地突然出现咂嘴、搓手等刻板动作;无原因地感觉到发作性的心悸、害怕、头晕、肢体麻木等主观感觉症状;反复发作的腹痛、恶心感、呕吐等。

孤独症共患胃肠道疾病

（一）病例呈现

患儿 8 岁 5 月龄,家长主诉发现社交障碍 5 年余。患儿 3 岁时家属即发现其叫名反应缺失,眼神对视少,语言发育迟缓,发音少,当时未给予诊治。患儿 5 岁 4 个月时因上述症状就诊于郑州某医院,诊断为"孤独症",给予间断康复治疗 3 个疗程。患儿 7 岁 1 个月时仍因上述症状来郑大五附院就诊,给予间断综合康复治疗 7 个疗程。

余无明显特殊。

专科检查情况:①社交沟通方面,叫名反应、眼神对视较正常同龄儿少;见到熟人可主动打招呼。喜欢独自玩耍,缺乏与其他同龄儿玩耍的兴趣及技巧,时有推、打小朋友行为。语言发育迟缓,可提简单要求、回答简单问题,但维持对话困难,时有自言自语情况;主动发起社交困难;部分词汇发音不清。很少炫耀与分享;对集体游戏缺乏兴趣。②狭隘兴趣及刻板行为方面,喜欢以固定方式排列积木;反复观看某一娱乐节目的某一片段。③认知运动发育情况,智力低下;逻辑思维能力差。辅助下可进行 100 以内的加减法运算,运算速度较慢。④其他方面,安坐能力差,注意力不易集中。挑食,不喜欢吃青菜,不愿意尝试既往未曾吃过的食品。大便 2~3 天 1 次,质干,伴有口臭,小便正常。

入院诊断:①童年孤独症;②智力低下。

（二）知识点

1. 孤独症共患胃肠道疾病的常见临床症状有哪些?

孤独症儿童共患胃肠道疾病的发生率明显高于正常儿童。有研究表明,孤独症儿童中胃肠道疾病的发生率是非孤独症儿童的 4.42 倍,因此绝大多数的孤独症儿童会受到胃肠道问题的困扰。其常见的症状包括慢性便秘、腹痛、腹泻、胃食管反流、口臭和大便恶臭等。孤独症儿童共患胃肠道疾病的原因目前尚不明了,且关于孤独症与胃肠道疾病之间是相互独立的关系还是存在内在联系依然没有一致的结论。

2. 胃肠道疾病对孤独症儿童的影响有哪些?

合并胃肠道疾病的孤独症儿童出现问题行为的概率明显高于正常儿童或不存在胃肠道疾病的孤独症儿童。胃肠道疾病可引起疼痛或不适,由于孤独症儿童缺乏有效的言语表达,不能像正常儿童那样与家长交流,及时主动地表述腹痛、腹泻、呕吐、便秘等消化道不适症状,进而表现出情绪问题、伤人及自伤行为。孤独症儿童的一些行为问题可能是胃肠道疾病的外在表现,家长如果能够及时识别,可很大程度减少问题行为的发生。

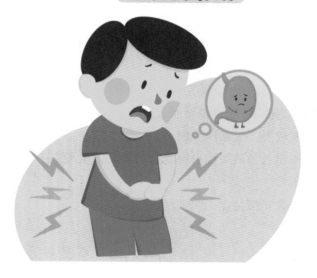

胃肠道疾病对孤独症患儿的影响

3. 如何改善孤独症儿童的胃肠道疾病?

目前一些研究表明,孤独症儿童出现胃肠道疾病可能与"肠-脑轴"对肠道菌群调控作用失衡有关。通过调节孤独症儿童肠道菌群,减少体内有害菌群(例如梭状芽孢杆菌等)数量,同时增加体内有益菌群(例如双歧杆菌等)数量,可以稳定肠道黏膜、改善胃肠道症状以及孤独症核心症状,因此,口服益生菌可能在一定程度上改善孤独症儿童的胃肠道症状。孤独症儿童多数伴有维生素和微量元素的缺乏,适量补充维生素和微量元素有利于改善孤独症儿童胃肠道症状和行为问题。另有研究表明,肠道菌群移植也可改善孤独症儿童的核心症状及胃肠道问题,但由于该研究较少,其治疗安全性有待进一步研究。值得提出的是,中医药疗法在改善胃肠道疾病方面有独特的优势:在中医整体观念和辨证论治的原则下,给予中药汤剂口服、小儿推拿按摩、穴位贴敷、艾灸、普通针刺、穴位埋线等治疗,其胃肠道疾病能得到明显改善。

(三)病例分析

本例患儿属于学龄期孤独症,家长曾尝试送患儿至普通学校就读,但因其存在社交障碍及智力障碍,同时伴随有语言发育迟缓症状,无法很好地与同龄儿进行社交、学习,家属重新选择让患儿继续综合康复治疗。

该患儿除孤独症核心症状外,还共患有胃肠道疾病,具体表现为挑食、口臭、便秘。住院之后,我们根据上述问题,采取的有中医辨证口服中药、普通针刺及口服益生菌等来改善患儿胃肠道问题;因该患儿同时存在刻板思维,不愿意轻易尝试其他食品,在家长的耐心劝导下,让其尝试青菜、水果等食品,增加其食品种类。同时根据其食物不耐受检测结果,给予饮食管理,建议家属给予患儿禁食蛋类3个月,之后少量食用,每周不超过3次。经过几个疗程的治疗,该患儿口臭、挑食、便秘的症状均得到不同程度的缓解。

(四)胃肠道疾病的早期识别要点

如果发现孤独症儿童经常出现便秘,大便3~4天1次,甚至1周1次,且排便困难,大便干、大便恶臭难闻;或者出现腹痛、腹泻、口中有异味、挑食、夜间睡觉不踏实、翻滚等症状,可能是存在胃肠道疾病。

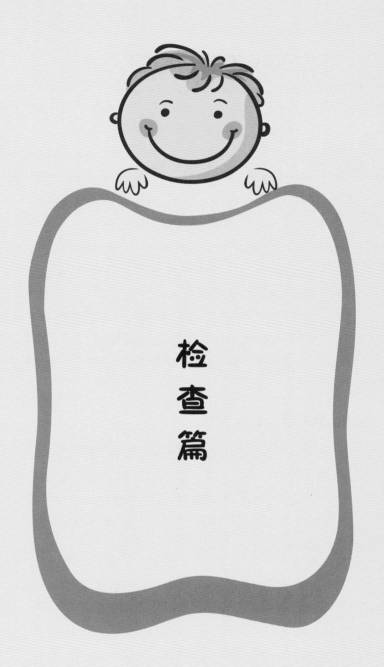

检查篇

一 电生理学等脑功能相关检查

（一）脑电图

1. 什么是脑电图？

人体有很多微弱的生物电信号，比如心电、肌电等，脑电波是人体生物电活动中的一种。脑电图（electroencephalography，EEG）是通过特殊的电极线将脑部自身微弱的生物电信号经过放大处理后记录下来的技术。该技术能够动态反映人体的大脑功能状态，对于多种疾病的诊断具有十分重要的作用，如对癫痫的诊断和定位具有不可取代的作用，在各种脑疾病、重症医学和新生儿领域的脑功能监测和预后评估方面也有广泛应用，同时也是脑科学研究的重要方法。

2. 做脑电图对孩子有伤害吗？

脑电图作为一种常规检测手段，具有无痛、无创、操作相对简便的优点，对于婴幼儿、儿童等群体也非常适用。临床上常采用非侵入式的脑电帽，常规脑电帽上按照头颅比例布有 21 个电极，通过这些电极全面采集整个头颅的电信号，这种采集方法并不会对儿童产生不良影响，仅需在检测完成后清洗头皮表面的导电膏即可。

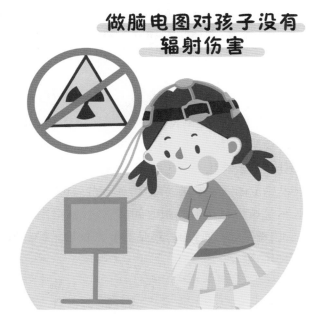

做脑电图对孩子没有辐射伤害

3. 孤独症儿童需要做脑电图吗?

孤独症儿童的自发脑电图异常率为 10%~83%,明显高于同期正常儿童,大多为广泛性异常,但无特异性。孤独症儿童中 22%~30% 合并癫痫发作,共患癫痫的患儿在智力、适应能力、行为表现和社会化等方面表现更差。而脑电图在孤独症共患癫痫的早期诊断方面具有一定价值,因而临床上有必要对孤独症儿童进行常规脑电图检查。

4. 脑电图种类那么多,应该选择哪一种呢?

脑电图分类较多,有常规脑电图、视频脑电图、睡眠脑电图、24 小时动态脑电图等。不同脑电图具有不同的侧重点及临床意义。例如视频脑电图可以监测癫痫发作时的具体临床表现,参照脑电图波形变化能够提高癫痫诊断的准确性。具体而言,家长应该根据自己孩子的具体情况,如是否伴有癫痫发作等关键表现,听取医生的建议进行针对性检测。

5. 脑电图异常的话该怎么办呢?

孤独症儿童的自发脑电图异常率明显高于同期正常儿童,大多为广泛性异常,表现为与年龄不相符的脑电波频率变慢、背景节律失调或癫痫样放电,但无特异性。家长需要按照医生的综合判断决定是否需要口服抗癫痫药或者定期复查脑电图。

6. 做脑电图有哪些注意事项?

脑电图有一些注意事项需要家长注意:①做脑电图检查的前一天要洗头,这样可以降低电极阻抗,提高脑电图的准确性;②脑电图检查前尽量避免不良刺激,比如让孩子饿着肚子不吃饭等,影响孩子情绪可能会使检查过程不顺;③部分特殊脑电图需要家属的配合,如有些脑电图检查需要剥夺睡眠,这就需要家长尽量减少孩子的睡眠时间。总之,脑电图检查相对简单,但是在孩子中的应用难度会有所提高,还是需要家长尽量提前做好准备,配合检查才能顺利得出结果。

(二)事件相关电位

事件相关电位是一种特殊的脑诱发电位。它是从脑电图数据中提取出来的电活动,为研究大脑信息加工过程中的电活动信号提供了一种客观方法。人脑在接受内部和外界众多复杂刺激时都会使脑电活动产生相应改变,事件相关电位就是根据此特点发展起来的一种与刺激事件呈明显时间关联性的脑电活动分析技术。临床常规事件相关电位包括较多子成分,例如 P300、失匹配负波、感觉门控 P50 等,每种成分都有不同的临床意义。事件相关电位具有无痛、无创且实时的优点,该技术有可能成为一种客观衡量孤独症儿童异常神经机制的工具。

事件相关电位的生理机制在于人脑通过感觉、知觉、记忆、思维等过程反映客观事物的特征、联系或关系的心理过程,也就是识别和恰当处理复杂任务(信息的接收、编码、储存、提取和使用)的能力,它取决于复杂的、相互联系的神经网络的功能,并反映人脑功能结构的功能。事件相关电位不同子成分能够反映其大脑认知、心理加工过程,在孤独症儿童中具有明显临床应用价值。

（三）脑干听觉诱发电位

脑干听觉诱发电位又称为听性脑干反应，是指经耳机传出的声音刺激通过听神经传导通路，从而在头皮记录的诱发电位。该检查手段一般情况下不需要患者进行合作，对婴幼儿或者小年龄段儿童均可以进行。典型脑干听觉诱发电位由 5 个波组成，不同的波代表不同的听觉通路定位。孤独症儿童的脑干听觉诱发电位异常率较高，以各波的传导时间延长及幅度较低为主。这些异常与孤独症儿童的感觉输入异常有关。孤独症儿童可有感知觉障碍，听觉异常可使患儿对声音刺激的反应减弱，阻碍患儿与外周环境的交流，导致社交和语言障碍。脑干听觉诱发电位可以帮助检测孤独症儿童外周听神经和脑干的功能，为孤独症的诊断与治疗提供客观依据。

（四）视觉诱发电位

视觉诱发电位是给予视觉刺激，由相应记录仪在大脑枕部记录到的电信号，在枕部颅表视皮质投影区记录到的一组波形。孤独症儿童的视觉诱发电位异常率较高，可以表现为波幅比正常同龄儿童小，波幅随年龄增加而减小，潜伏期随年龄增加而缩短，提示孤独症儿童在处理简单或复杂的视觉信息时的速度减慢；波幅降低，表明孤独症儿童进行视觉信息处理时，参与视觉信息加工的细胞数量少，视觉注意减弱。孤独症患者存在视觉-空间工作记忆加工缺陷，负责高级认知加工的额-顶工作记忆网络功能失调，而负责低级视觉信息处理的枕-颞叶区域代偿激活。

（五）近红外脑功能成像

近红外脑功能成像，又称功能近红外光谱成像，作为一种无创脑功能神经影像技术，具有安全无创、便于移动、抗运动干扰、抗电磁干扰、时空分辨率高、允许长时程监测等优点，可实现临床多种自然场景下患儿脑功能的快速检查，适用于孤独症儿童。对患儿脑组织血、氧代谢的检测具有重要意义，可用于追踪探索婴幼儿感知功能的发展，如对视觉、情绪的反应，为孤独症患儿脑功能发育障碍疾病的诊断与评估提供有力的生物指标。还可用于描述儿童脑皮质活动、脑功能连接和网络拓扑特征的发展，为孤独症儿童提供定量的脑功能检测指标，对于疾病的识别、评价、疗效评估、疗效预测具有重要的临床价值。

（六）眼动追踪

眼睛能够告诉我们很多信息，眼睛注视的位置、移动轨迹、注视事件等能够帮助我们了解孤独症儿童的视觉信息加工及处理。眼动追踪技术是通过测量眼睛注视点的位置或眼球相对头部的运动而实现的对眼球运动的追踪。它是一种无创技术并且应用范围较广，通过眼动仪反映出来的数据，有利于对孤独症儿童的视觉信息进行更精确的研究。

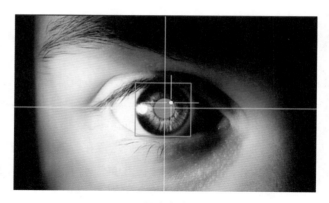

眼动追踪

目前，眼动追踪技术已成为检测孤独症患者核心特征的一种客观敏感的非侵入性测量工具，促进了孤独症患者注意力研究的发展，近年来也逐渐应用于孤独症患者社会注意缺陷康复的治疗。通过分析眼动数据，例如儿童的注视位置以及注视时间，研究人员可以获得对涉及多种行为的多种认知操作的解释。孤独症患者社会功能受损的重要表现形式之一是社会注意力缺陷。社会注意是指对社会相关信息的关注倾向，并对其进行加工处理，主要包括对社会个体的觉察、视觉搜索、共同关注等，通常表现为明显的注视偏好，尤其对他人的面部和眼睛注视较多。既往发展心理学研究表明，正常发育个体自婴儿时期开始对社会刺激就有优先关注。诸多研究发现,孤独症患者在社会注意方面存在特定损伤,如共享式注意困难、眼神交流困难、社交困难等。多数研究表明,无论是静态还是动态社会注意刺激,孤独症患者对眼睛区域的注视显著少于正常发育个体。在社交刺激情况下,孤独症患者对面孔区域注视较少,对社交互动区域注视较多。通过将眼动追踪与脑电图、近红外脑功能成像和功能磁共振等其他神经影像技术相结合,研究人员可以获得更多的信息。

(七)检查项目的选择

对于初次就诊需要进一步明确诊断的患儿,上述很多检查都有必要,如脑干听觉诱发电位、视觉诱发电位、脑电图、事件相关电位等。这些检查能够为进一步明确患儿的病情严重程度提供重要依据。如果是处于康复治疗阶段的患儿,这些检查又能够成为疗效评价的重要依据。如何选择,最好的办法是听从并配合临床医生的指导。

二 影像学检查

近年来,随着脑影像学技术的快速发展,应用于孤独症儿童的检查手段也越来越多,包括脑 X 射线计算机断层成像、头颅磁共振成像等。这些影像学检查手段加深了我们对孤独症儿童神经基础的理解。

1. 什么是脑 X 射线计算机断层成像?

脑 X 射线计算机断层成像(X-CT)是以 X 射线为主的检查,它利用各种组织特征对 X 射线的不同吸收系数而得到图像。脑 X-CT 检查方便,无创伤、无痛苦,其最大的优势在于对常见的脑血管病的诊断准确率较高,对孤独症而言可以初步判断患儿脑发育状况,但对结构判断的准确性不及磁共振成像。

2. 什么是磁共振成像?

与 X-CT 相比,磁共振成像(MRI)得到的图像更清晰、精细,分辨率高,对比度好,信息量大,对人体没有放射性损害,对大脑结构异常情况反映较好。孤独症儿童头颅 MRI 检查异常率可达到 35.5%,明显优于 X-CT 检查(异常率为 12.7%),反映了 MRI 检查在孤独症结构性脑影像学中的优越性。MRI 检查能够反映孤独症儿童脑组织结构的异常,但由于孤独症儿童初期很少表现为大脑结构的改变,因此,在临床中,大多数孤独症儿童的 MRI 检查显示其颅脑形态结构无明显异常,只有少数可出现基底节、小脑或脑干等脑区的形态结构异常,也可能伴随有髓鞘化延迟或侧脑室扩大等多种表现,但所描述的这些改变都不具有特异性。当前,国内外对于孤独症的磁共振形态结构研究多集中于大脑体积的测量,包括全脑或脑叶体积测量、灰白质体积测量、皮质厚度或表面积测量等。

有研究指出,孤独症儿童大脑体积的过度增长与孤独症的发生和严重性具有相关性。另有研究指出,孤独症儿童大脑体积的过度增长发生在出生后的第 1 年,至幼年期(2～4 岁)达到高峰,青少年期逐渐减缓并接近正常水平。在大脑内部结构中,孤独症儿童表现为部分结构体积的增加或者减少,并与其症状表现有一定相关性。

3. 什么是磁共振波谱成像?

磁共振波谱成像是医学影像学近年来发展的新检查手段,是一种非侵入性测定大脑重要化合物代谢、生化变化及化合物定量分析的方法。磁共振波谱成像通过检测脑内物质代谢产物,间接反映脑功能异常,是目前唯一可检测活体组织代谢物化学成分和含量的检查方法。磁共振波谱成像对中枢神经系统神经细胞的病理改变或能量代谢障碍较为敏感,是研究脑功能较好的研究工具之一。

目前,国内外磁共振波谱成像研究发现孤独症脑部代谢异常的部位较多,涉及多个脑区,大部分研究结果显示孤独症患者大脑内 N-乙酰天门冬氨酸、肌酸浓度下降,而且这些代谢物的异常与孤独症儿童的临床症状存在一定的相关性。有研究发现,孤独症儿童大脑扣带回中 N-乙酰天门冬氨酸与肌酸的比值下降越明显,其社交功能受损越严重。

由此知道,应用磁共振波谱成像检测孤独症患者的脑部代谢物,可以在一定程度上揭示孤独症儿童大脑功能上的关联机制。

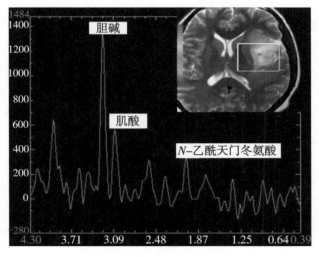

大脑磁共振波谱成像

4. 什么是扩散张量成像?

扩散张量成像是目前唯一能无创性在活体内显示大脑纤维束的完整性和方向性的新技术,其利用水分子的弥散成像特性,清晰显示大脑的主要白质纤维束及其发育过程的变化,是用于研究大脑白质结构性联结最为有效的工具之一。扩散张量成像为孤独症儿童大脑的神经联结异常假说提供了更直接的证据。

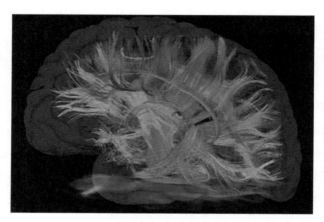

扩散张量成像

大量的研究结果表明孤独症患者的大脑白质纤维微观结构存在异常。国内外学者相继利用扩散张量成像技术对孤独症儿童进行研究,发现在涉及社交及信息整合的几个脑区和连接半球的白质纤维束,如胼胝体、内囊前后肢、皮质脊髓束、丘脑前辐射等,其白质纤维的紧密程度和完整性存在不同程度异常,而且这一异常因不同的年龄段而表现不同。这些结果都证实了孤独症儿童大脑白质纤维密度和完整性的改变,与其所处的年龄段有关,但具体机制尚有待进一步研究。

5. 什么是功能磁共振成像?

功能磁共振成像是通过检测大脑血氧饱和水平,从而得到大脑各个部位神经元的激活程度的新兴神经影像学方式,它的出现极大地推动了认知神经科学的发展。因为血氧水平和血流的变化与神经元活动密切相关,当大脑开始活动时,对应脑区的血流也会随之增加,功能磁共振成像就是基于这个原理提出的。该技术可以测量孤独症患者在具体认知过程(如社会认知、语言、执行控制等方面)中大脑激活水平的变化,帮助了解孤独症的发病机制。

不同研究通过采用具有针对性的任务,例如针对孤独症儿童的社交障碍或者执行能力,制订不同的任务,观察患儿的大脑激活水平,以期发现孤独症儿童的病因。早期的研究发现,孤独症患者在进行面孔处理、自我协调、模仿、语言处理、重复活动等任务时大脑激活都出现异常。就社交而言,研究发现,孤独症患者和正常人相比较,看到面孔时很少注意对方的眼睛区域,而更多地关注于嘴、鼻区域。就语言交流而言,研究发现,在语义处理过程中,孤独症患者额下回后部脑区激活减弱,而颞上回后部脑区激活增强,孤独症患者的语言功能区存在右侧偏侧化的特性,这也可能是孤独症患者语言发育障碍的原因之一。就执行功能而言,研究发现孤独症患者的注意力缺陷与额顶叶功能连接不足存在关系,注意力缺陷使其无法转移兴趣到新事物上,这也说明额顶叶的功能连接与孤独症患者的狭隘兴趣和刻板行为之间存在密切联系。

诸多的检查各有利弊,需要专业人士进行评估解读。脑结构复杂,功能评估也复杂,切不可以认为做了各种检查就一定能找到病因,这些检查手段的选择与结果判读,一定要以专业人士结合临床情况作出的判断为准。

三 神经发育检查

孤独症是一种与生俱来的发展障碍,它并不像其他先天缺陷那样一出生就能被甄别出来。

1. 孩子真的不一样吗?

儿童神经发育临床上大多可以通过量表等进行评估。通过量表检查来比对与正常同龄儿童在发育、认知、言语、运动协调等方面有无差距,来判断孩子是否在某一方面有发展的障碍。因此,早期神经发育方面的检查是非常必要的。很多早期的神经发育检查量表中都明确地标记出需要重点关注的预警征,当孩子在某一项没有通过时,往往提示筛查的医生和家长需要进一步观察和评估孩子是否有孤独症的倾向。

2. 用什么去测量呢?

国内目前最常用的神经发育测试是首都儿童研究所根据我国国情不断改进的 0 ~ 6 岁儿童发育行为评估量表。这个量表有 5 个能区,分别为大运动、精细动作、适应能力、语言和社会行为,见下表,其中标记有"＊"符号的项目如果孩子未通过需要引起注意。例如,目光对视,这个项目会在 4 月龄时考察,要求婴儿能与成人对视,并保持 5 秒或以上;还有叫名字转头寻找呼唤的人,是 6 月龄考察的项目。这些都是幼儿早期必须关注的项目。

除此之外,常用的国际公认的量表还有 Gesell 发育诊断量表和早期发现幼儿发展差异的简便测量工具丹佛发育筛查量表(DDST)等。当孩子没有出现该月龄大部分同龄儿都能出现的能力时,需要医生和家长进一步观察,找出原因,判断是否需要干预。

0~6岁儿童发育行为评估量表(部分)

项目		1月龄	2月龄	3月龄	4月龄	5月龄	6月龄
大运动		1.抬肩坐起头竖直片刻	11.拉腕坐起头竖直短时	21.抱直头稳	30.扶腋可站片刻	40.轻拉腕部即坐起	49.仰卧翻身R
		2.俯卧位头部翘动	12.俯卧位抬头离床面	22.俯卧抬头45°	31.俯卧抬头90°	41.独坐头身前倾	50.会拍桌子
精细动作		3.触碰手掌紧握拳	13.花铃棒留握片刻	23.花铃棒留握30秒	32.摇动并注视花铃棒	42.抓住近处玩具	51.会撕揉纸张
		4.手的自然状态	14.拇指轻叩可分开*	24.两手搭在一起	33.试图抓物	43.玩手	52.把弄到桌上一积木
适应能力		5.看黑白靶*	15.即刻注意大玩具	25.即刻注意胸前玩具	34.目光对视*	44.注意小丸	53.两手拿住积木
		6.眼红球过中线	16.眼红球上下移动*	26.眼红球180°	35.高声叫R	45.拿住一积木注视另一积木	54.寻找失落的玩具
语言		7.自发细小喉音R	17.发a,o,e等母音R	27.笑出声	36.伊语作声R	46.叫人及物发声R	55.对名字转头
		8.听声音有反应*	18.听声音有复杂反应		37.找到声源		56.理解手势
社会行为		9.对发声的人有注视	19.自发微笑R	28.见人会笑	38.注视镜中人像	47.对镜有游戏反应R	57.自喂食物R
		10.眼跟踪走动的人	20.逗引有反应	29.灵敏模样	39.认亲人R	48.见食物兴奋R	58.会躲猫猫

注:标注R的测查项目表示该项目的表现可以通过询问家长获得;标注*的测查项目表示该项目如果未通过需要引起注意。

四 孤独症常用量表评估

　　预警征的出现不是诊断的标准，家长也不要过分惊慌，它不能代表孩子就患有孤独症，它只是帮助决定孩子是否需要进行专业诊断的参考。

　　诊断孤独症绝不是一件简单的事情，到目前为止没有医学方法可以测试到孤独症的存在，也就是说临床上的常规检查手段如影像学检查、病理学检查等都无法提供明确的诊断支持。当孩子某些方面发育异常时，临床医生通常会采用一些孤独症初期筛查工具来进一步判断孩子的情况，此时家长应当明白，初步筛查只是一个开始，并不是一个最后的诊断。

　　我国目前的诊疗流程是根据筛查的结果，由家长和医生一起商讨是否有向专家进一步咨询和进行诊断性评估的必要，以便进行更加全面和准确的综合性评估。这个过程就需要用到一些权威的筛查量表。这些量表自问世以来经过多次的改进，并且引进的国外量表由资深的专家团队进行修订，使之更加符合我国国情，更适合对我国的孩子进行筛查、评估。

（一）早期筛查使用的量表

　　此类量表主要用于发现有孤独症早期可疑征象的孩子。

1. 什么是孤独症儿童一览表（修正版）？

　　该量表敏感度较高，适用于 16 ~ 30 月龄儿童。美国儿童协会建议全美所有孩子在 18 个月和 24 个月时都使用这个工具筛查，以便发现孩子是否有患孤独症倾向，将有可疑征象的孩子们筛查出来，进一步观察、商讨并将的确需要进一步诊断的孩子们转介到专业的医疗机构。不通过的项目越多，则患孤独症的风险越高。检查有风险的儿童，都建议进行进一步的诊断性评估。详细内容见下表。

孤独症儿童一览表(修正版)

1. 你的孩子喜欢你摇晃他或是把他放在你的膝盖上弹跳之类的事吗?	是	否
2. 你的孩子对其他孩子有兴趣吗?	是	否
3. 你的孩子喜欢攀爬东西,如爬楼梯吗?	是	否
4. 你的孩子喜欢玩捉迷藏的游戏吗?	是	否
5. 你的孩子会做假扮游戏吗? 如假装打电话、照顾玩具娃娃或假扮其他角色和事情吗?	是	否
6. 你的孩子会用他的示指指点,要求他想要的东西吗?	是	否
7. 你的孩子会用他的示指去指点,表示他对所指东西有兴趣吗?	是	否
8. 你的孩子会正确玩小玩具(例如小汽车或积木),而不是只把它们放在嘴里、随便转动或随手丢掉吗?	是	否
9. 你的孩子会拿着什么东西给你(家长)看吗?	是	否
10. 你的孩子会注意看着你的眼睛超过一两秒钟吗?	是	否
11. 你的孩子会对声音过分敏感(如捂住耳朵)吗?	是	否
12. 你的孩子会看着你的脸或当你微笑时会以微笑回应你吗?	是	否
13. 你的孩子会模仿你(如你扮个鬼脸,你的孩子会模仿你)吗?	是	否
14. 你的孩子听到别人叫他的名字时,他会回应吗?	是	否
15. 如果你指着房间另一边的玩具,你的孩子会去看那个玩具吗?	是	否
16. 你的孩子会走路吗?	是	否
17. 你的孩子会看你正在看的东西吗?	是	否
18. 你的孩子会在他的脸附近做出一些不寻常的手指动作吗?	是	否
19. 你的孩子会设法吸引你去看他自己的活动吗?	是	否
20. 你是否怀疑你的孩子听力有问题?	是	否
21. 你的孩子能理解别人说的话吗?	是	否
22. 你的孩子会有时两眼不知看向何处或毫无目的地来回走动吗?	是	否
23. 你的孩子遇到不熟悉的事物时会看你的脸,看看你的反应吗?	是	否

2. 什么是孤独症儿童行为检查量表?

该量表由北京大学医学院杨晓玲教授 1989 年引进并修订。该表列举 57 项孤独症儿童行为特征,包括感觉能力、交往能力、运动能力、语言能力、生活自理能力,共 152 分。适合 3 岁以上儿童使用,填写者必须是与儿童生活在一起半年以上的父母或与儿童生活了 3 ~ 6 周的老师。

3. 什么是儿童孤独症等级量表?

该表不仅是筛查量表,也可以作为诊断量表使用。适合 2 岁以上儿童使用,需要家长填写。主要的考察内容是人际关系、模仿(词和动作)、情感反应、躯体运用能力、与非生命物体的关系、对环境变化的适应、视觉反应、听觉反应、近远处感觉、焦虑反应、语言交流、非语言交流、活动水平、智力功能、总的印象。

4. 什么是社交沟通调查表?

该调查表之前的名字为孤独症筛查问卷,由家长来填写,适合用于 4 岁以上的孩子。与其他的筛查工具相同,此问卷填写简单,包括 40 个问题,主要评估孩子在社交技能与沟通技能方面的情况。

除了以上列举出来的量表,克氏孤独症儿童行为量表是最常用的初期筛查量表,它们基本都是由家长和医生会谈时完成的量表。很多家长极度焦虑的时候很难正确完成量表,因此,家长需要冷静、客观陈述。孩子的语言能力也是判断一些问题的关键,需要家长跟医生来共同判断究竟该如何给出答案。

当孩子经过临床医生的面诊和评估之后,被发现有孤独症倾向时,依然需要进一步排除其他发育障碍并完整了解孩子的全面情况以协助诊断,在初期筛查的基础上由医学专家组成的团队来做全面综合的孤独症评估,应用可靠和规范的诊断性量表以协助明确诊断。

（二）最常用的诊断性量表

国际上推荐使用美国芝加哥大学精神病学家劳德（Lord）教授等制订的孤独症诊断访谈量表（修订版）和儿童孤独症诊断观察量表。因评估人员需要经过严格的专业培训并取得资格才可以运用这两个评估工具，目前我国只有极少数的医院能够开展使用，以至于预约诊断的时间会很长。

大部分医院有经验的医生会根据美国《精神障碍诊断与统计手册》（第5版）、《疾病和有关健康问题的国际统计分类》第十次修订本或《中国精神障碍分类与诊断标准》（第三版）等进行诊断。这些诊断标准都是依据国际公认的权威诊断标准设计的，由医生在经过访谈和与孩子互动观察之后给出结论。家长在拿到这些诊断结果时会发现，医生多半都是在判断孩子的社交与行为。

1. 什么是《美国精神障碍诊断与统计手册》（第5版）（DSM-5）？

该版本将核心障碍归纳为社会交流、互动障碍和限制性，重复的兴趣、行为和活动。新增一种诊断名词"社会交流障碍"。

诊断孤独症谱系障碍需满足5个标准，其中前两部分阐明了孤独症谱系障碍的核心症状：①在多种环境中持续性显示出社会沟通和社会交往的缺陷，社交与情感的交互性的缺陷；社交中非语言的交流行为的缺陷，发展、维持和理解人际关系的缺陷。②局限的、重复的行为、兴趣或活动，首先，动作、对物体的使用或说话有刻板或重复的行为；其次，坚持同样的模式、僵化地遵守同样的做事顺序或者语言或非语言有仪式化的模式；最后，还有非常局限的、执着的兴趣，且其强度或专注对象异乎寻常，对感官刺激反应过度或反应过低，或对环境中的某些感官刺激有不寻常的兴趣。

同时强调这些症状一定是在发育早期就有显示（但是可能直到其社交需求超过了其有限的能力时才完全显示，也可能被后期学习到的技巧所掩盖），并且带来了在社交、职业或目前其他重要功能方面的临床上的显著障碍。而且这些症状不能用智力发育缺陷或整体发育迟缓更好地解释。当上面列举的缺陷选项孩子都符合或者符合其中几项时，医生经过会诊商讨会做出诊断。

不同于以往的诊断标准,DSM-5 可以给出严重程度分级。

一级:需要帮助。

二级:需要大量的帮助。

三级:需要非常大量的帮助。

2. 什么是《疾病和有关健康问题的国际统计分类》第十次修订本(ICD-10)?

这个诊断标准依据孤独症核心问题分为三部分考察:第一部分考察交互性社交方面本质上的障碍,第二部分考察沟通方面本质上的障碍,第三部分从局限、重复以及刻板的行为模式、兴趣和活动方面考察。

另外,孩子必须在 3 岁前出现以上 3 个方面的发展迟缓或障碍。有经验的专科医生跟孩子进行互动、与家长访谈后认为孩子符合标准即可进行诊断。

3. 什么是《中国精神障碍分类与诊断标准》(第三版)(CCMD-3)?

同样从 3 个核心问题来衡量,CCMD-3 也会考虑病程标准:通常起病于 3 岁以内,并排除儿童精神分裂症、阿斯佩格综合征等。若症状不典型,只能满足以上部分症状或发病年龄不典型(3 岁以后才出现症状)则可考虑为非典型孤独症。

家长常常纠结于究竟是智力缺陷还是孤独症谱系障碍。事实上这两种疾病常常并发,只有当其社会交流水平低于其整体发育水平时,才同时给出孤独症谱系障碍和智力缺陷两个诊断。

4. 什么是孤独症诊断访谈量表(修订版)(ADI-R)和儿童孤独症诊断观察量表(ADOS)?

ADI-R 是根据 ICD-10 对孤独症的定义发展出的针对父母或儿童抚养人的标准化访谈问卷,一般由取得资格的专业评估人员进行访谈。有详细的背景资料访问,希望家属提供家庭成员、家庭医疗、教育情况,家庭中的重要时刻,以往的诊断和药物使用情况。会问及初始问题,也就是目前担心的事情。

ADOS 设置了大量有关社会互动、日常生活的游戏和访谈,包括一系列标准化层层递进的活动和材料,通过观察儿童在游戏中的表现和对材料的使用重点,对他们的沟通、社交以及使用材料的想象能力加以评估。右图为评估工具。

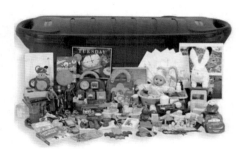

评估工具

依据语言能力量表由 4 个模块组成(ADOS-2 增加了幼儿模块),在评估的过程中,医生会关注孩子以下问题:

孩子可不可以完整地讲一个事情的发生经过?

孩子使用姿势、动作、肢体语言的能力怎么样?

孩子的社会互动、眼神怎么样?

孩子在沟通时眼神跟语言有没有合并在一起? 还是只有讲话,不懂得使用多渠道融合的沟通?

孩子的面部表情如何?

请家长一定要注意:分数的高低不代表轻重程度,而代表孩子表现的核心问题有多少。问题多不代表每个问题都严重。孤独症作为谱系障碍,确诊是根据具有谱系问题的多少而决定的。测试后医生一般会对照标准给出初步的诊断结果,评估团队会回顾儿童测试过程和访谈内容,并进行讨论,给出最后的诊断结果。

(三)最常用的发展能力评估量表

在专业的医院里,当开始对孩子进行干预的时候,需要再次评估语言发育里程碑和心理教育评估水平以制订专业的个人训练计划。语言行为里程碑评估及安置程序(VB-MAPP)和孤独症儿童心理教育量表(PEP-3)是绝大部分医院采用的两个发展量表,也就是能力评估量表。

VB-MAPP 是对孤独症儿童的语言和学业能力的一个里程碑评估系统。它有参照的标准,包括提要求、命名、视觉感知和样本配对、动作模仿、独立游戏、社交和社交活动、发声、互动语言、语言架构、集体和教室技能、早期学术能力等 16 个技能领域 170 个里程碑方面的能力,对儿童进行全面评估。

涵盖了语言发育的 3 个阶段,也就是当孩子语言迟迟不出现,家长们最疑虑的 0～18 个月阶段、最焦急的 18～30 个月阶段、最大可能去就诊的 30～48 个月阶段。这个评估可以帮助医生和家长确认妨碍孩子学习和语言进步的障碍,为制订个别化干预目标提供方向。

PEP-3 内容包括模仿、感知、大小肌肉能力、手眼协调、认知理解、语言表现及行为病理。这个量表能够评估孩子目前发育水平的情况,指出孩子偏离正常发展的特征和程度,也是个别化干预计划的参照。

孩子在经历筛查、诊断和发展评估等流程后进入符合孩子自身能力的个别化干预阶段。这会是一个长期的阶段,医生或特殊教育工作人员会在适当的时候再次进行发展能力的评估以便调整个别化干预计划,使之更加适合孩子的学习和进步。

基因是人种生命信息的承载者,对人类的繁衍生存至关重要。孩子有些疾病可能是遗传自父母甚至家族,而有些疾病则是源于自身基因突变等。

孤独症患病很多表现出明显的遗传倾向。双生子研究显示,孤独症在单卵双生子中的共患病率高达61%~90%,在兄弟姐妹之间的再患病率约4.5%。孤独症在同一家庭重现的概率(8%~25%)显著高于正常人群(约1%)。患病男女比例为4:1,而女孩症状较男孩严重。父母生育年龄越大,风险越高。

当家庭或家族内兄弟姐妹等明显有相同的孤独症表现时,要高度怀疑遗传倾向,这时可以做基因检测。另外,遗传发育性疾病常常有些异常表现,当孩子出现奇怪面容、小头、各类畸形等情况,高度怀疑有遗传问题时,可以进行基因检测。当然,很多孤独症的产生机制主要是基因与环境两大因素,基因检测可以判断到底是基因的问题还是环境问题。

1.为什么我和我老公双方家族里都没有这种奇怪的毛病,我儿子却有,还要查基因?

估计很多家长都有这样的疑问。的确如此,孤独症是一种难以明确病因的疾病,很多孩子没有很强的遗传背景,却表现出孤独症的症状。如果仍需明确,则有一种可能性,即非遗传因素导致的基因变异,这是一种自发性突变。人类能够进化到现在,也是由于基因在不断地突变、筛选,能适应环境的基因就保存下来,人类历史上这个过程比较漫长。很不幸的是大多数自发基因变异可能会带来严重问题,比如胚胎流产。有些没有孤独症家族史的患儿可能就是因为存在自发基因突变。

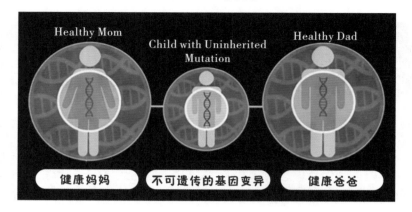

健康妈妈   不可遗传的基因变异   健康爸爸

2. 基因检测就一定能发现孩子患病的最终病因吗？

首先必须得明确基因检测是检测什么问题相关的基因。孤独症以刻板语言行为和社交障碍两大核心症状为临床诊断的首要标准。但我们知道临床现象要复杂得多，孤独症儿童除了这两大核心症状外，常有其他共患病，包括低智商、语言发育迟缓、运动相关障碍等。如果某种基因非常明确与孤独症的核心症状密切相关，那么这个基因就被认为是孤独症相关基因。如果查出来的基因并不与核心症状相关，只与共患病等相关，那么就不应当被认为是孤独症相关基因。孤独症的发病也有相当一部分与环境、病毒感染、菌群失调等相关，找不到明确的基因遗传问题。因此，基因检测不一定能够发现儿童患病的最终原因。

3. 基因检测确诊后，孤独症还有办法治疗吗？

虽然基因改造技术已经出现，但直接的基因改造目前大多尚不能在人体中开展。即便是基因确诊了，也不是基因决定所有的一切，通过康复训练及药物等帮助患儿重建各类神经网络仍然是有可能的。每一个生命都值得被关爱呵护，尤其小宝宝，即便有基因的问题，仍然具备很强的可塑性，拥有无限可能。

4. 是否所有的基因检测都一样？基因检测有哪些种类呢？

（1）染色体发育检测：基因物质储存在细胞的细胞核内，其压缩很紧密。基因序列和一些蛋白质组成了染色体。人类总共有 23 对染色体，其中有

22 对常染色体,另一对是性染色体。性染色体常有 XX 型和 XY 型,其决定是男孩还是女孩。下图则是 XYY 型,故其出现性别障碍。通过在高倍显微镜下观察染色体发育情况能发现很多发育性问题,比如常见的 21 号染色体三倍体,即唐氏综合征,又称先天愚型。这种观察染色体的方法称为核型分析。

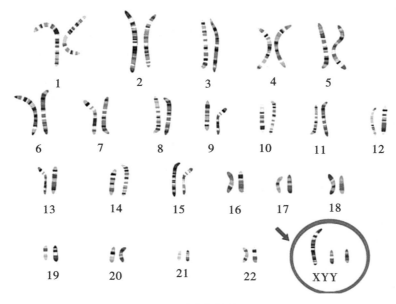

XYY 型染色体情况

(2)拷贝数目变异:在生命孕育时,染色体复制重组时容易出现异常情况。染色体上某一段出现丢失或者某一段多复制了几份,称为拷贝数目变异,其发生的频率远远高于染色体结构变异。拷贝数目变异主要采用基因芯片等进行检测。

拷贝数目变异

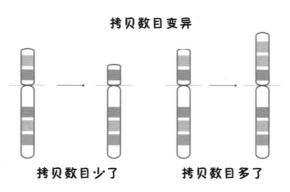

拷贝数目少了　　　　拷贝数目多了

（3）目标基因序列检测：细胞核内染色体是由碱基序列组成的。如果高度怀疑某些染色体上的序列与某些已知的异常基因相似，可以采用直接法测定相关基因序列。对于孤独症，据文献报道相关基因近千种，有时难以全测。有较多基因检测公司有自己的基因检测库，会重点筛查相关目标基因，常用基因芯片进行检测。

（4）全外显子基因检测：人类基因序列里最后发挥功能，转译出蛋白质的序列只有1%，称为外显子序列。因此有检测方法是专门针对外显子序列的，这种方法要检测的基因序列比较多。

（5）全基因序列测序：将染色体内所有的基因序列都进行检测，这种方法成本非常高，主要用于某些科学研究。

（6）线粒体基因序列测序：线粒体是细胞内的能量工厂，其本身也有自己的线粒体基因，不同于细胞核内的基因，其主要来自母系遗传。对线粒体基因序列测序也能反映一些问题。

全外显子基因检测与全基因序列测序因为需要样本较多，最好是静脉采血冰冻备用。基因检测的名堂非常多，有些检测没必要，有些检测的费用比较高。具体情况需要咨询专家。因为遗传问题是非常复杂的，建议家长检测前向遗传咨询专家寻求帮助。

六 孤独症的饮食因素

（一）食物不耐受

孤独症和食物不耐受目前也是大家关注的一个热点。研究表明，孤独症儿童较正常儿童存在更多的食物不耐受，蛋类和牛奶是孤独症儿童常见的不耐受阳性食物，阳性率达85%以上，这些食物也是婴幼儿时期常见的食物。食物不耐受是一种复杂的变态反应性疾病。通俗地说，就是人的免疫系统把进入人体内的某种或多种食物当成有害的抗原，产生了过度的保护性免疫反应，引起全身各系统出现异常的慢性病症状。

1. 食物不耐受怎么查？

通过静脉抽血进行检验，一般抽2～3毫升。根据血清的抗体检测结果，判断人体对食物是否产生免疫反应。

2. 食物不耐受查什么？

目前食物不耐受检测，常用的检测食物有14种，分别为牛肉、鸡肉、鳕鱼、玉米、螃蟹、鸡蛋、蘑菇、牛奶、猪肉、大米、虾、大豆、西红柿、小麦。

3. 食物不耐受检测结果怎么看？

0级（IgG<50.00 U/mL）为阴性。

1级（IgG为50.00～100.00 U/mL）为轻度敏感。

2级（IgG为100.01～200.00 U/mL）为中度敏感。

3级（IgG为200.01～300.00 U/mL）为高度敏感。

4级（IgG>300.00 U/mL）为极高度敏感。

4. 食物不耐受检测结果异常怎么办？

目前根据检测结果将不耐受食物的阳性分为1级、2级、3级、4级。根据不同的等级将饮食调整方法分为全部忌食、阳性值高的忌食、轮替饮食等，大多数是有效的。如果阳性食物少（1 或 2 项），全部直接忌食即可，或替代饮食，如牛奶食物不耐受阳性，酌情采用水解蛋白配方奶。注意：对某种食物忌食，对含有这种食物成分的食品也需要忌食。如果阳性食物多，一般将阳性分级为 2 级、3 级、4 级的食物定为忌食，而将阳性分级为 1 级的食物列入轮替饮食，轮替的周期一般在 4 天或以上，所有轮替的食物不要同时进食。改变孤独症儿童的饮食结构，对胃肠道症状、行为问题及孤独症症状都有一定改善作用。不耐受的食物并不是终身不能食用，饮食调整后相关症状已经消失或食物不耐受结果阴性 6 个月以上者，可以尝试将不耐受食物逐一重新纳入日常饮食之中，每次纳入 1 种，并观察身体的变化，如果没有症状产生，则这种食物可以重新食用。食物不耐受是一个动态结果，受饮食、环境、习惯等因素影响，可以通过科学合理的调节，恢复到最佳的状态。

5. 食物不耐受有哪些危害？

儿童食物不耐受的影响可遍及全身各系统，目前研究报道较多的临床症状包括孤独症、肠易激综合征、哮喘、湿疹、支原体肺炎、抑郁症等，对儿童的生理和心理健康构成威胁。研究报道提示饮食干预对孤独症儿童的行为问题、情绪、语言交流、睡眠、注意力、目光对视有良好的改善效果。食物不耐受的测定有助于及早发现孤独症儿童的不耐受食物，及时采用饮食干预对孤独症儿童的治疗和康复效果有着重要的意义。

孤独症儿童长期食用不耐受的食物后，机体会产生一些复杂的变态反应，激发异常的免疫功能，人的免疫系统把进入人体的某种食物当成有害物质，从而针对这些物质产生过度的保护性免疫反应。不耐受食物往往不能彻底分解，形成的过量短肽片段通过消化道进入血液，穿过血脑屏障进入大脑时，影响中枢神经系统功能。

孤独症儿童的食物不耐受尽管不是诊断孤独症的核心症状，但这些问题如果没有得到重视，通常会发生潜在的不良影响。精准剔除不耐受食物，可以改善胃肠道问题，从而缓解孤独症儿童胃肠道不适症状及其他相关症状，所以合理膳食可作为教育康复的一个有效补充手段。

（二）饮食与孤独症

1.孤独症儿童常见的饮食问题有哪些?

（1）严重挑食:据统计75%孤独症儿童存在饮食行为异常,其中最明显的是选择性偏食,孩子对食物种类、性状、质地异常执着、偏好,而对另外一些食物极度抗拒。他们通常只吃5~6种食物。大多数患儿偏爱米饭、面食、奶类、冷饮及膨化食品,不喜欢肉类、水产品、水果、蔬菜等。有研究表明,58%孤独症儿童只偏爱几种食物,63%的患儿有着严格的饮食范围,30%的患儿对食物的质地有明显的偏爱,14%的患儿对食物颜色敏感。

（2）拒绝尝试新食物:对于新的食物,有明显的抗拒心理,甚至拒绝进食。就算和喜欢的食物混在一起,也难以接受。

（3）贪食:不多见,也存在不停吃东西的情况。

（4）异食:有些患儿喜欢吃一些特殊的东西,例如泥土、肥皂,甚至是自己的鼻屎等。

（5）进食速度慢:大多数患儿不喜欢咀嚼食物,有些孩子把食物含在嘴巴里,既不咀嚼,也不吞咽,进食时间长,食量偏小。

（6）消化道症状:据研究报道孤独症儿童70%伴随胃肠道疾病,便秘、大便不正常是孤独症儿童普遍存在的问题。此外,这些患儿还经常出现肠痉挛、腹痛和胀气。因为患儿表达能力差,不能清楚地表达出身体的痛苦之处,所以经常会做出很奇怪的动作来缓解身体的疼痛,有些疼痛还可导致孩子产生各种奇怪的表情。

2.孤独症儿童饮食有哪些注意事项?

（1）用餐规矩:可以训练注意力,强调要在座位上用完餐才可以离开,从开始到结束,逐步建立孩子的用餐规矩。

（2）饮食控制:不要无限量地给孩子更多的食物,一方面考虑营养问题,一方面是延迟满足,让孩子学会等待。要改变挑食问题,不要只给孩子喜欢的食物,也要给孩子少量不喜欢的食物。

（3）食物的选择:选择对孩子有益的食物,进食时可以给孩子强调食物的名称。同时选择不同的制作方法,给予不同的口感、味觉、嗅觉的刺激。

（4）进食前准备:教会孩子开始和结束的概念,让孩子参与准备活动,可以是一首关于吃饭的歌谣,也可以是一次闹钟响;还应该教会其分类及数量的概念,例如区分蔬菜、肉、米饭,进食的过程中可以数数"一口、两口、三口",让其有数量的概念。

（5）进食:让孩子练习吹、舔、咬、咀嚼等功能。练习口腔肌肉的协调,舌头的灵活,有助于语言的练习。练习餐具的使用,锻炼手眼协调能力。

七 孤独症的环境因素

环境是指身体以外任何能够影响人体健康的事物,包括空气、水源、食物、药物以及身体可能会接触到的其他东西。孤独症与环境的相关性研究被越来越多的人重视。孤独症的环境因素包括胎儿环境(例如性类固醇激素、口服避孕药、肥胖、糖尿病、母体免疫激活和感染、围产期危险因素)、生活环境(空气污染、农药、有机污染物)、吸烟和饮酒等。

1.胎儿环境因素有哪些?

(1)性类固醇激素:此类多指雌激素、雄激素等激素。一项孤独症遗传学研究发现,性类固醇激素合成基因的单核苷酸多态性与语言能力良好、没有智力障碍的孤独症有关。瑞典有专家研究显示,有多囊卵巢综合征的母亲其子女患孤独症概率增加。

(2)口服避孕药:国外研究认为口服避孕药中的雌激素和孕酮抑制排卵,会改变卵母细胞,进而可能增加患孤独症风险。

(3)肥胖:有研究表明,肥胖和超重母亲与体重正常的母亲相比,后代患各种神经发育障碍的风险增加,患孤独症的风险也明显增加。

(4)糖尿病:最近研究表明,母亲患糖尿病时子女患孤独症风险增加。加利福尼亚州对30余万儿童进行的回顾性研究发现,妊娠26周时母亲确诊有妊娠糖尿病,后代孤独症风险增加42%。

(5)免疫激活和感染:越来越多的证据表明,免疫系统和免疫功能的异常,包括炎症、细胞因子失调和抗脑抗体,都会影响孤独症的发病轨迹,至少在部分病例中起致病作用。与孤独症风险相关的感染包括风疹、流感、其他母体病毒感染、细菌感染和妊娠期所有阶段的感染。还有证据表明,感染可增加共患智力障碍的孤独症风险。

(6)围产期危险因素:研究发现剖宫产、胎龄≤36周、引产、臀位和胎儿窘迫会增加患孤独症风险;缺氧引起的并发症是与孤独症患病风险相关度最高的因素。

2. 生活环境因素有哪些?

(1)空气污染:越来越多的研究证实空气污染物与孤独症之间的关联,最近与孤独症相关的研究发现 PM 10、PM 2.5 会增加患孤独症风险。

(2)农药:一些农药会增加患孤独症风险,妊娠第 1~7 周以及产后 4~12 周接触农药受影响最大。

(3)非持久性有机污染物:这些毒素主要包括邻苯二甲酸盐和双酚 A,主要用于塑料生产。它们可能参与致癌作用并对神经系统产生不利影响。

(4)持久性有机污染物:耐降解的有机化合物积聚在环境和食物链中,可能对人类健康产生负面影响,特别是通过食用动物脂肪和母乳。研究调查发现农药滴滴涕(DDT)对人下丘脑的认知技能(智商及记忆)和基因表达有负面影响。多氯联苯损害认知能力,对与孤独症有关的各种智力、运动和语言功能造成负面影响。最近一项大型病例对照研究还发现,怀孕期间接触有机氯化合物与孤独症有关。

3. 吸烟和饮酒与孤独症有什么关系?

吸烟会使发育中的胎儿面临许多风险,包括数以千计的潜在有害化学物质和缺氧,共同导致发育中的大脑内神经递质活动发生变化。怀孕期间的酒精消耗可引发多种形式的神经发育损害,包括大量饮酒时的胎儿酒精综合征。研究一致表明,怀孕期吸烟和饮酒都与精神和神经发育障碍有关,包括那些经常与孤独症共患的疾病,如多动症等。

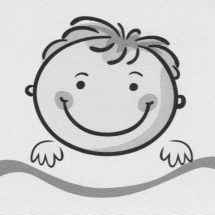

治疗与康复篇

沟通是我们生活中最重要的一个部分。我们通过语言进行沟通来和他人建立关系，能够更好地融入人群中；我们可以使用语言表达自己的需要、感觉和想法，建立自己的特质和个性。在人们日常社会生活中，正常发育的儿童，会在一岁半之前开始说出"爸爸、妈妈"，以及其他一些单词、单句的简单话语。从两岁半开始，正常发育的儿童就逐渐开始学会组织语言，并且能够用语言去表达自己的意图，自此以后，儿童的语言表达能力不断地增强和完善。但是大家也许并没有注意到，在日常生活中，还有一些三四岁的儿童，却无法开口说话。他们从不和常人进行交流，因此他们也无法根据社交环境的变化来改变自己的行为方式和语言表达去适应社交环境。他们无法通过语言表达自己的意愿、感情与想法，也无法理解他人语言表达的意图，这些都会进一步导致他们难以控制自己的情绪，严重者甚至存在自伤行为并且直接威胁自身生存。

1. 孤独症儿童一定要把"开口说话"放在第一步吗？

很多家长往往把"开口说话"作为儿童训练的重心，然而，孤独症儿童往往表现为言语交流障碍。从非言语交流上来说，孤独症儿童无法应用非言语的交流去表达自己的交流意图，他们往往表情呆滞默然，不会明白"点头YES，摇头NO"的意义及表达意愿，只会通过哭喊、尖叫甚至是自伤行为去表达他们的相关需求或者不适感受。也无法展现出正常儿童应该具有的动作行为，更无法对任何交流状态做出正确的"信息解码"，部分具有言语能力的孤独症儿童也可能表现为无法正确地使用语言。因此，针对孤独症儿童进行言语训练前应该先进行"语前技能"的训练。

所谓语前技能，就是非口语的沟通能力。即儿童具备使用语言进行表达的能力前需要掌握一些非语言的方法进行沟通，并且这些方法也为日后的语言学习提供了基础。语前技能包括沟通动机、目光接触/视线追踪、专注力、模仿能力(动作、声音及口语)、轮流作转、游戏技巧等。沟通动机简单举例如下表。

沟通动机

要求(对象)	我要飞机
要求(动作)	帮我打开
要求(信息)	姐姐说了什么
拒绝	我不要看书
反对/抗议	别动我的玩具
意见/评语	这个饼干很好吃
指挥/展示/通知/注意力索求	请小朋友们看老师
回答	(你叫什么名字?)我叫——
回应	(小朋友们早上好!)老师早上好!
迎接/送别	你好! 再见!
炫耀	快看我搭的城堡多漂亮
情感流露	(边笑边说)我喜欢我的妈妈

针对一些没有沟通动机的孤独症儿童,教导者可以用患儿想要得到的强化物去引起他们产生沟通的动机。完全无语言的孤独症儿童经常会以哭闹或者发脾气的方式来吸引大人的注意或者得到想要的东西,那么这个时候,教导者就需要帮助儿童寻求口语外的沟通方式,如手势、手语、动作行为、表情等,可以辅助儿童产生正确的沟通方式,同时给予强化,帮助儿童掌握正确的沟通方式。

目光接触/视线追踪:可以理解为儿童使用自己的眼睛去搜集沟通讯息的能力。婴儿自出生起,就爱观察周围人的面孔。大概6周左右开始与熟悉的人有目光接触。8周以后,婴儿便可以与对方建立并维持一段时间的目光接触。11周左右的婴儿,大部分时间都会望着母亲的眼睛。1周岁大的幼儿,已经可以分辨出说话的人,并专心望着说话的人。至18个月时,幼儿可以搜寻对方的视线,发现对方正在注意的事物,从而与对方形成动态三角形的互联注意。

专注力:通常是儿童注视一个或多个对象并完成手中活动的能力。儿童参与沟通时,作为说话的人,表达时需要望向聆听的人或大家所谈论的事物;而作为聆听者,则需要望向说话的人以及他们正在讨论的事物。

模仿能力:是儿童习得语言能力的关键技能,是指跟随别人完成手中活动的能力。这是儿童学习的基本模式。儿童多数技能的学习,都是通过模仿的方式实现的。治疗师观察儿童的模仿能力时,重点需要观察儿童是否有能力模仿成人的动作、声音以及口语。

轮流作转:可以理解为最常见的你来我往的沟通方式。要具备轮流互动的能力,需要儿童明白什么时候轮到别人,什么时候可以轮到自己,最重要的是懂得在轮到别人时需要等待。一旦儿童具备轮流互动的能力,他们参与沟通时就可以懂得在适当的时候做出回应;别人说话时,自己不会胡乱插嘴;会对别人说的话做出回应。

游戏技巧:游戏技能发展可分为感官探索性游戏、功能性游戏、建构性游戏、假想游戏、社交戏剧性游戏、规则限定性游戏。

当儿童还不具备语言能力时,我们应该把语前技能作为训练的第一个目标,家长和康复老师更要注重沟通途径和沟通方式,训练和挖掘他们通过不同的途径与方法来表达自己的需求,促进儿童无口语与外界环境交流接触的能力,从而让沟通能达到目的。

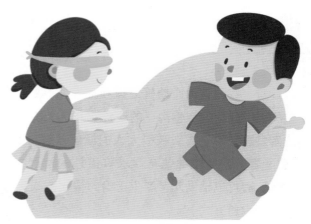

游戏技巧

2. 儿童不开口,我们应该怎么让儿童发音呢?

控制呼吸变换法:无语言类孤独症儿童常伴随有呼吸控制障碍,不会控制发音器官与部位,所以训练控制呼吸的变换是发音训练的基础。我们让孤独症儿童学会控制自己呼吸的能力,从而进一步控制自己的口部肌肉,掌握使用口部呼气、吐气的基本技能。通过呼吸的控制,也可以逐步让儿童做出与呼气有关的语言表达。例如说出"嘘",同时做表示安静的手势。在训练过程当中,一旦儿童发出任何声音,教导者应立刻给予奖励,让儿童增加发音的兴趣,创造出更丰富的发音变换机会。

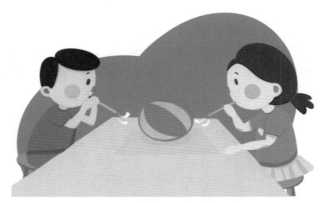

控制呼吸变换法

挠痒痒法:我们可以使用挠痒痒的方法来帮助儿童发音,让儿童体会发音的感觉。教导者可以使用毛刷等较软的物体,尝试对儿童的敏感部位(腋下、手脚心、颈部)挠痒痒,直到儿童发出笑声或者其他声音为止。教导者可以一边挠痒一边说"痒,好痒啊"等话语,让儿童理解其含义。

构音器官运动操:孤独症儿童由于脑部的先天缺陷,导致他们不会控制自己的构音器官。所以,可以训练儿童掌握如何去控制口唇部、舌部配合、协调动作。常常采用的方法:张大嘴巴发出"a……"音;嘴部圆起来时,噘起嘴巴做出吹口哨状长音"u……"的动作;让嘴巴扁起来,发出"e、er……"音;鼓腮咧嘴地发出"yi……"音并且不停交换唇型,发出"yi……u……"音。

故意模仿儿童无意识的发音训练法:在游戏互动中一旦儿童发出了某个音节,教导者可立即故意模仿他刚无意识发过的音节,并且观察儿童是否对教导者的行为做出反应。这能够确定儿童对声音的模仿游戏是否感兴趣，因此也是进行语言康复很好的切入点。在游戏互动过程中，教导者让儿童将无意识的发音转化为有意识的发音，最终出现重复仿说模仿语言。这时可以转换成更多的发音训练，训练中，只要儿童发出声音，就立即给予他最想要的鼓励，以增加儿童主动性发音的频率。

3. 在自然情景中如何扩充孤独症儿童的词汇？

为了让孤独症儿童掌握更多的词汇及其意义，教导者需要在训练中注意发展儿童的理解性语言。教导者可以利用在家庭训练的自然语言教学法，利用生活环境中最常见的物品，或者每天都用重复的活动来训练儿童的语言理解技能，如"起床、睡觉、刷牙、洗脸、水杯、花、灯、猫、狗、电风扇"等。以从易到难、从简单到复杂的原则进行干预，从简单的物品命名开始掌握词汇意义，从一类词汇开始，再扩展学习不同类目词汇，再进行更多的与物品有关的性能、特点、形容词等的练习，如"水杯—大水杯—拿大水杯—拿大水杯喝水"。

二 运动康复治疗

体适能一词最早源于美国,我国学者将其定义为人体所具备的有充沛的精力从事日常工作(学习)而不感疲劳,同时有余力享受休闲活动的乐趣,能够适应突发状况的能力。美国学者卡斯佩森(Caspersen)将体适能分为健康体适能和运动体适能。健康体适能包括心肺耐力、柔韧性、肌肉力量、身体成分等;运动体适能包括从事运动所需的速度、力量、耐力、灵敏性、协调性、平衡性等。

大多数家长和治疗人员都会把关注重点放在孤独症的核心症状上,而忽视了儿童的运动功能问题。如果仔细观察孤独症儿童的活动如步行、跑步、骑车、游戏等,我们不难发现很多患儿运动时都有着或多或少的"不自然",比如身体不协调、平衡不足、姿势异常或者关节灵活性差等,也就是说他们的体适能不足。体适能不足的孩子往往会不喜欢甚至不愿意运动,他们最常见的行为就是安静地坐着,这就容易引起一些继发性疾病,如心血管疾病、压疮等。同时,身体活动的减少也极大降低了孤独症儿童与外界事物接触的机会,降低其社交率,从而引起社交问题。值得注意的是,这种情况如果不加以干预往往会长期存在,甚至可能持续到成人阶段,对患儿的心身健康十分不利。我们都知道早诊断、早干预是改善孤独症核心症状和整体发展的关键。因此,对孤独症儿童的运动康复越早重视越好,而以基本动作技能为基础的运动干预对孤独症儿童基本动作技能和社交能力具有积极的影响。

(一)动作技能

动作技能发展高峰理论指出,儿童早期(1~7岁)和中期(7~12岁)是基本动作技能发展的关键时期,儿童在此期间较早地掌握基本动作技能,能够为后续成长和生活带来积极意义。另外,儿童和青少年可以通过体育活动获得学习机会,提高社会经验,为未来进行更专业、更复杂的技能学习打下良好基础。

动作技能领域包括精细运动、身体知觉、平衡技能、运动计划和双侧运动整合。具体内容详见二维码资料。

动作技能

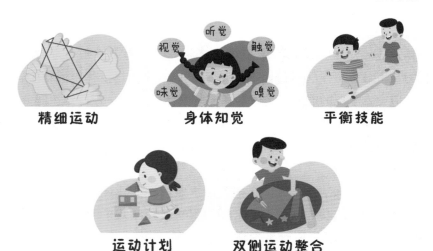

精细运动　　身体知觉　　平衡技能

运动计划　　双侧运动整合

（二）运动干预

运动干预是以体育运动的方法辅助疾病治疗。运动是一种具有计划性、组织性、对抗性以及目的性的身体活动,因此运动能促进健康的生活方式。不论是在身体层面上,还是在心理和社会层面上,孤独症患者都表现出了异于常人的低功能发展水平。目前的孤独症干预手段中,运动干预是花费最少且最易于操作的手段,可协助改善患者的症状、行为和生活质量,且对孤独症儿童运动能力、运动兴趣、运动参与度都有不同程度的提高。

1.运动干预的作用有哪些?

（1）运动干预对孤独症儿童身体调节的作用:①运动对中枢神经和内分泌系统有良好的刺激作用。②运动可减少体内脂肪积聚,减轻体重。③运动可增强心血管系统功能。④运动能改善神经系统的功能。⑤运动能促进大脑的发育和智力的发展及提高记忆力。

（2）运动干预对孤独症儿童心理调节的作用：①改善不足，增强自信心。②增强儿童的交往能力及团队协作能力。③克服恐惧心理。④稳定心态，提高抗压能力。⑤调节情绪，愉悦身心。

（3）运动干预可拓展孤独症儿童的运动兴趣：如今运动干预已由较为简单化、机械化，例如跑步、骑自行车等形式逐渐转化为采用多元化的干预手段进行，例如韵律体操、水中/户外运动、体育舞蹈、水疗法等。这些干预方式的多样性和趣味性改变不仅对孤独症儿童兴趣的拓展有积极的作用，还能够激发孤独症儿童的学习欲望，且在多个层面对孤独症儿童有着显著的影响，包括感知觉能力、运动能力、语言能力，以及减少其不良行为等。

2. 运动干预方式有哪些？

（1）不同年龄段孤独症儿童的运动干预：婴幼儿期，以游戏的形式为主，可以结合其他功能性运动训练，比如采用强化策略，通过持续安坐的方式以增加儿童躯干的稳定性；通过互动游戏的方式，锻炼儿童躯干及肢体力量，增加儿童的互动机会，增加目光注视的时间。对于 2 岁左右的儿童，可以进行操作玩具或物品的锻炼，以增进其粗大运动、精细运动、手眼协调、肢体协调以及社交等能力的发展。学龄前期，可以通过趣味体育游戏的方式让儿童主动参与，改善儿童的沟通、社交及运动障碍，比如螃蟹接力跑、交替抛球等。同时，在运动中应注意进行上下肢或两侧肢体交替运动，增强儿童的协调性和灵活性，也可以逐步培养儿童写、画、手工能力。学龄期，要让普通儿童参与到孤独症儿童的干预当中。这有助于提高孤独症儿童的运动和社交技能，同时也能影响普通儿童对孤独症儿童的态度。青少年期，应针对操作技能、适应能力、社交功能以及肌肉力量和耐力发展进行相关运动干预。

（2）孤独症儿童的知觉动作训练：知觉动作，就是准确接收、判断感觉刺激信息并做出正确反应（动作）的过程，包括感觉输入，指视觉、听觉、触觉、嗅觉、味觉、前庭觉、本体觉的感受器接收到外界相应的刺激转化成神经冲动传到神经中枢的过程；感觉统合，是中枢神经系统对于各种输入感觉刺激的统整和对感觉刺激的呈现；动作输出和反馈，是指中枢神经系统对传入感觉刺激进行整合之后，传出神经冲动，并促使神经、肌肉呈现动作的过程。知觉动作训练可以提高孤独症儿童的社交能力、动作技能水平、专注力和自控力,促进其感觉平衡发展,改善其异常行为。

（3）孤独症儿童的大肌群运动训练:大肌群运动技能是指由躯干等大肌群参与运动并做功的全身性、综合性动作,包括水平位移类运动技能,如跑步、单脚跳等;非位移类运动技能,如扭转等;物体控制类运动技能,如投掷、踢球、接球等。大肌群运动训练能够改善孤独症儿童的某些功能障碍,进而逐渐提升其社会适应能力。大肌群运动技能的掌握有益于儿童身体素质的提升,对孤独症儿童的肌肉力量、方位感、动作灵敏性等方面有积极影响,也被认为是儿童认知能力、语言沟通能力、生活自理能力等发展的基础。

（4）运用康复游戏设计:通常情况下,孤独症儿童与其他身体障碍儿童一起运动干预时会很难融入课程,甚至在课程中会出现各种情绪失控的现象。因此,在具体教学过程中就需要掌握他们的日常行为习惯,根据具体情况进行游戏化、个性化的训练,也可采用同伴互助的形式开展活动。

游戏康复治疗

不论孤独症谱系孩子是否有特殊需求,游戏都是他们学习的一个重要途径。但这并不意味着所有的游戏都能有效帮助他们学习,作为家长,我们需要了解能够最大化游戏作用的方法,让孩子在享受游戏的同时建立起重要的发展技能。

(一)游戏与社交能力发展

需要了解一般孩子的游戏技能发展里程碑是什么,以对照了解孩子的技能是否出现了迟缓,在哪些领域出现了滞后,据此提供针对性的干预,并了解可以使用什么样的玩具来协助孩子发展这些技能(见二维码内容)。

游戏与社交能力发展

(二)社交游戏不同发展阶段

社交游戏存在不同的发展阶段,谱系儿童是按照社交游戏的阶段进行发展的。

1. 什么是单人游戏阶段?

这个阶段是孩子一个人独立玩,不会尝试靠近他人,也不在意其他人在玩什么。

2. 什么是平行游戏阶段?

这个阶段的孩子开始与其他孩子一起游戏,可能会与周围人玩类似或者相同的玩具,但是不存在互动。

3. 什么是联合游戏阶段?

这个阶段的孩子是与其他孩子存在互动的,会分享、拿、给他人游戏材料,一般在孩子 3 岁左右时出现。

4. 什么是合作游戏阶段?

这种类型中孩子与他人一起玩规则类游戏,一起创造规则,一起合作制造事物等。

(三) 发挥游戏作用

现在大家都知道游戏的重要性,到底怎么玩才能发挥出最大的作用呢?

1. 如何跟随孩子的引导?

给孩子提供多个物件、玩具或者活动,看他们喜欢什么。跟着孩子一起玩,支持孩子的创造力和想象力。

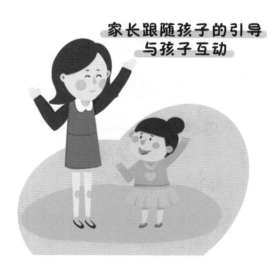

家长跟随孩子的引导
与孩子互动

2. 如何慢慢来?

给孩子展示玩具或者活动怎么玩也是可以的,但可以慢慢来,多次进行示范后再鼓励孩子进行尝试。

3. 如何读懂孩子的信号?

孩子因为年纪太小可能还无法用语言表达他的感受,但是他们可能会通过其他的方式进行表达,例如声音、面部表情和姿势等。

4. 如何观察玩耍的空间?

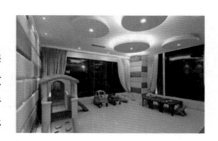

孩子玩耍的空间是不是有太多的噪声或者其他干扰? 这个区域让孩子随意玩耍是否安全? 这个区域是否适合进行所选择的活动? 提前检查游戏区域是否能够预防意外以及可能的问题行为。

5. 为什么再玩一次?

孩子有越多练习和掌握新技能的机会,他们就越有可能接受新的挑战,学习新的事物。

6. 如何寻找契机将游戏和孩子的需求相结合?

(1)孩子对新事物的反馈。一些婴幼儿,尤其是一些有特殊需求的,在感知觉刺激的接受度上是不一样的。刺激过度时,尝试把速度降下来,看孩子的反应是否有变化。孩子在抚摸小熊时有没有微笑? 玩具发出的声音是不是吓到了孩子?

(2)孩子对不同材质、气味和味道的反应。比如,孩子可能会尤其钟爱抱或者摸几个物件,而有几个玩具他们会觉得特别"有趣"。观察并记录孩子的表现。

(3)加入伙伴。与同龄的儿童建立关系非常重要。鼓励孩子与自己的兄弟姐妹或其他家族成员一起玩。去公园或者图书馆的儿童阅读区让孩子有机会和陌生的同龄人一起玩耍。这些过程对孩子学习进入学校的先备技能而言十分重要。

四 物理因子康复治疗

（一）重复经颅磁刺激

重复经颅磁刺激是近几年新崛起的一种治疗方式，其基本原理是采用电转磁的物理原理，通过电线圈，产生一定的脉冲磁场，从而作用于相对应的脑组织区域。在对脑组织作用的过程中，会诱发脑细胞产生一定强度的电流，当强度逐渐增大，达到一定程度之后，会使神经细胞产生诱发电位。

重复经颅磁刺激是一项无创性调控脑功能的神经电生理技术，低频的刺激一般认为具有抑制作用，高频刺激一般认为具有兴奋作用。对脑区的兴奋与抑制，可以较好地治疗某些非常明确的脑功能失调。重复经颅磁刺激作用见二维码资料。

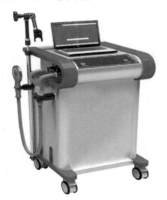

重复经颅磁刺激仪

重复经颅磁刺激作用

（二）超声波治疗

经颅超声脑刺激技术是近几年发展起来的一种新的脑调控方法，可以作用于神经元，对神经元产生生物机械效应，具有无创性。可以调节大脑的神经活动,完整透过颅骨进行传递,具有无损伤、高穿透深度和高空间分辨率的优点。

中枢神经对超声波显示较高的敏感性。一定剂量之内,可刺激细胞能量代谢,使脑血管扩张,血流加快,加速侧支循环的建立,加速脑细胞功能的恢复;作用于间脑可使心率加快,血压升高;作用于脊髓可以改变感觉、运动神经传导。

超声波治疗是临床上目前用于孤独症康复的一种物理治疗方法。该疗法一般情况下不产生疼痛、没有不适的感觉等,因此,患儿及家长的依从性较高,对于促进孤独症儿童的康复有一定的临床意义。

不足在于,超声波疗法在孤独症治疗领域的具体作用机制尚不完全清楚,其单独作用机制仍需进一步探索研究。临床上,超声波疗法常与结构化康复治疗等常规康复训练方法协同作用,以达到更佳的治疗效果。

<table>
<tr><td>五</td><td>感觉统合康复治疗</td></tr>
</table>

感觉统合简称感统,是指大脑将从身体各种感觉器官传来的感觉信息,进行多次组织分析、综合处理,做出正确决断,使整个机体和谐有效地运作。最初由美国南加州大学的爱尔丝(Ayres)博士提出,属于作业治疗的范畴。目前该理论体系仍在演变发展中,其临床应用范围已从学习障碍扩大至各种与神经发展行为相关的治疗。

(一)三大主干感觉系统

感觉统合包括触觉、本体觉、前庭觉、视觉、听觉、嗅觉、味觉等各种感觉的统合。其中,触觉、本体觉、前庭觉是最基本且最重要的三大主干感觉系统。

1. 什么是触觉系统?

触觉系统(触觉感受器位于皮肤内)是我们最常见、最基本、作用最广泛的感觉系统。其两大基本功能是防御性反应和辨别性反应。防御性反应能保护自身免受伤害,本能地逃避刺激,比如我们的手碰到仙人掌的刺会立刻缩回。辨别性反应是最常用的对外界的"触碰感"。它有助于判断肢体位置及外部环境中物体的各种物理性质等,对动作运用能力的发展有重要作用。

2. 什么是本体觉系统?

本体觉又称深感觉,包括运动觉、位置觉和振动觉。本体觉感受器位于肌肉、肌腱和关节内,能感知身体位置、动作和力量,觉察身体,感知和辨别肌肉伸展或收缩时的张力,调节四肢活动的力度,控制关节位置、关节活动的方向和速度等。另外,本体觉系统具有记忆功能,能增加运动反馈信息,以及调节大脑兴奋状态,平静情绪,增加安全感。

3. 什么是前庭觉系统?

前庭觉感受器位于内耳。前庭觉系统最重要的作用就是维持姿势和平衡反应,分辨运动的方向和加速度。

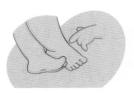 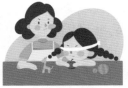 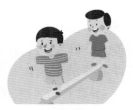

触觉 　　　　　　本体觉 　　　　　　前庭觉

（二）感觉统合失调

感觉统合失调是指大脑不能有效地组织处理从身体各感觉器官传来的信息,导致机体不能和谐地运转,最终影响心身健康,出现一系列行为和功能障碍。其分类如下表。

感觉统合失调

触觉失调				本体觉失调				前庭觉失调			
触觉过敏	触觉迟钝	触觉辨别障碍	动作运用障碍	本体觉过敏	本体觉迟钝	本体觉辨别障碍	本体觉寻求	前庭觉过敏	前庭觉迟钝	前庭觉辨别障碍	运动运用障碍

1. 感觉统合失调的原因有哪些?

（1）生物学因素:发育中的大脑容易受多方面生物学因素的影响而导致不同程度的脑功能障碍,包括源于遗传、胎儿、孕妇、环境的因素,发生在产前、产时、产后等不同阶段。

（2）社会心理因素：被溺爱，过度保护；缺少运动；缺少同伴玩耍；缺乏主动探索环境的机会；特殊家庭的子女被忽视，甚至被虐待；与社会严重隔离，缺乏教育和良性环境刺激机会。

2. 什么是感觉统合评定？

感觉统合评定一般要与神经运动功能评定、智力测验、气质问卷、既往诊断等结果相结合，综合分析，并可从异常行为表现、器具评定以及标准化量表评定多方面进行。

（1）异常行为表现：由父母在儿童穿脱衣、用餐、游戏以及学习等活动中进行行为观察并填写记录，交由医生、治疗师等专业人员进行分析，再重新观察，以初步判断是否存在问题。行为观察只是大体的判断，准确的评定需要标准化评定量表。①日常生活活动中的表现。动作异常，如穿脱衣物、扣扣子、系鞋带等动作过慢或笨拙，不愿暴露皮肤等；进食困难，如婴儿时喂养困难，辅食添加困难，儿童进食时容易掉饭粒，餐具用得不好，严重挑食，经常口含食物而不吞咽或喜欢刺激性强的食物等；接触问题，如不喜欢被人触摸，不易察觉或过分喜欢别人的触摸，位置辨别不准等；运动及位置感觉问题，如拒绝乘坐交通工具或电梯，动作非常缓慢，用足击打台阶，方向性差，恐高，害怕头部大幅度运动等；过度依赖家长，如需要父母特别多的搂抱，常打翻东西、乱扔撕扯玩具或衣物，经常惹事、从高处或台阶上跌落等。②游戏时的表现。协调性活动能力差，动作僵硬，如不会抛接球，不会在跑动中踢球，不能跟同伴一起做踢球等动作快速、连续的活动。不能与同龄儿童一起玩游戏，如跳绳、跳格子、踢球、拍球等。③学习困难。读写异常，数字排列异常等。身体动作幅度大，力度控制不良，执笔忽轻忽重，书写困难，容易折断铅笔，字迹浓淡不均，字体大小不等，字体混乱等。视物容易疲劳，抱怨字体模糊或有重影，厌恶阅读，经常跳读、漏读。写字时偏旁部首颠倒，数字容易写成反向，不能整齐地写在格子内，完成作业困难。

（2）器具评定：如小滑板、巴氏球及袋鼠跳等。

（3）标准化量表评定：①儿童感觉统合能力发展评定量表是目前国内常用的标准化评估量表，由父母填写，适用年龄为 3～12 岁。通过量表评定，可以准确判断孩子有无感觉统合失调及其失调程度和类型，并可根据评定结果制订出感觉统合训练方案。②婴幼儿感觉功能测试量表适用于 4～18 个月的婴幼儿，有较好的信度和效度（量表可靠），但个别项目与评定者经验关系较大。③感觉统合问卷适用于从出生到成年。不同年龄段有不同的量表，由家长填写并对儿童进行观察，再结合其他测试结果做出客观的评定。

（三）感觉统合治疗方式

感觉统合治疗由治疗师借助于特定的活动为儿童实施，通过控制感觉输入的种类、剂量，为儿童提供正面的感觉经验，引导做出成功的适应性反应。治疗原则为：以儿童为中心，具有针对性，激发儿童兴趣，全面性治疗。

触觉活动效果：快速点状轻触皮肤可以提高人体警觉性；大面积缓慢深度用力刺激皮肤可以起到镇静安神、调节情绪的作用。

本体觉活动效果：缓慢、有节奏地挤压关节可以安抚情绪；轻快、变奏的关节活动可以提高警觉性；抗阻活动以及爬、跳等越过障碍物活动所产生的本体觉信息比被动活动的效果好，有利于发展儿童动作计划、姿势控制和平衡能力。

前庭觉活动效果：任何牵涉到头部的活动都能产生前庭觉信息。快速、大幅度、短暂活动，具有兴奋前庭觉作用；慢速、小幅度、持续性活动，具有镇静作用。以下为一些治疗活动举例。

1. 被动多感觉输入活动有哪些？

用不同材质的小毛巾等刷擦皮肤、用小振动棒振动肌肤、关节挤压、在巴氏球上蹦跳、用浴巾或床单摇晃儿童等，同时可以进行视听觉刺激。注意按照本体觉—触觉—前庭觉或触觉—本体觉—前庭觉的顺序操作。对于触觉过敏或其他感觉过敏者采取强压和本体觉输入；重力不安全感者以提供增加本体觉和直线前庭觉的活动为主；对厌恶移动反应者以提供直线运动（前庭觉）和主动抗阻力运动（本体觉）的活动为主。

2. 触觉活动有哪些？

（1）球池（海洋球池）活动：将儿童放入海洋球池中进行各种站立、行走、爬行、翻滚、跳跃等动作。需注意儿童对各种感觉的喜爱、固执和排斥。

（2）寻宝活动：将儿童喜欢的小玩具埋藏在装有沙子、米粒或豆子的桶中，鼓励儿童伸手将埋藏的玩具找出来，以提供触觉刺激，锻炼动作计划能力等。

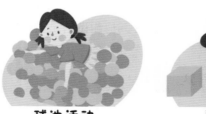

球池活动　　　　　　　寻宝活动

3. 前庭觉活动有哪些？

（1）"飞机飞"活动：治疗师抱住儿童胸腹部使其呈俯卧姿势，伸直双臂，做前—后—左—右各向摆动，也可以将孩子慢慢举起做上下摆动活动；或治疗师仰卧位，屈髋屈膝，双臂上举，将儿童托举于手上和屈起的小腿上，慢慢上下及前后摆动。能够有效提供大量本体觉和前庭觉刺激，促进身体形象认识、稳定情绪及提高社交能力等。

（2）摇小船和跷跷板：治疗师与儿童相对屈膝而坐，脚掌相对，拉住其双手，前—后—左—右摇晃，边唱边玩摇小船游戏；或让儿童双脚踏至治疗师膝部，轮流进行坐起与仰卧间转换的跷跷板游戏。能够促使儿童控制重力感，提高前庭觉刺激，发展儿童平衡能力，并起到改善身体形象、增强腰腹肌及下肢肌力作用。

（3）球上爬行：儿童俯卧于巴氏球上，伸展双臂，治疗师抓住其小腿前后推拉或左右移动，可以刺激前庭觉及本体觉，训练保护性伸展反应；进行双手着地行走可产生大量手部触觉及本体觉，促进手腕控制及动作计划能力。爬行可锻炼手眼协调性，不同姿势下的球上运动有利于改善姿势控制能力及肌张力。

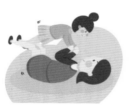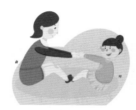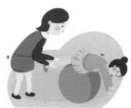

"飞机飞"活动　　　　摇小船　　　　　球上爬行

4. 本体觉活动——翻越障碍如何开展？

将枕头、被子、垫子或楔形垫等堆积成小山，鼓励儿童在上面翻滚或从小山中爬出；或帮助儿童正着或倒着爬入海洋球池中，在球池中翻滚、爬行、跳跃、爬进、爬出等。此类活动能够提供大量本体觉、深触觉刺激，同时能够训练双侧协调及动作计划能力等。

5. 视觉及听觉活动——光影追踪如何开展？

在光线较暗的室内，治疗师手持激光笔或手电筒照在天花板或墙壁上，慢慢移动，保持孩子头部不动引导其用眼睛追踪光线；让儿童手持激光笔或手电筒，重绘追踪路线；改变照光路线，如两点变换、三角形、"8"字形、"口"字形、"之"字形路线等增加难度。光感追踪能够促进眼球随意运动及追踪能力的发展；用手指追踪光线，有利于综合本体觉及视知觉；由一点跳往另一点的视觉追踪，是抄写能力的主要基础；双手持激光笔或手电筒过中线活动，能促进双侧协调和惯用手的建立。

6. 动作计划活动——花样滑行如何开展？

按照儿童需要以不同姿势按指令向指定方向旋转滑行，或停止运动，或边滑边向指定方位投掷豆袋等物品。不同滑行姿势可提高姿势控制能力；旋转及在滑板上运动能增加前庭觉刺激；游戏活动有利于动作计划及视觉动作整合的提高。

7. 两侧协调及手眼协调活动——双人玩球如何开展？

儿童站在蹦床上边跳边玩抛接球游戏。可以有效提供本体觉、前庭觉刺激，以及更高要求的身体协调能力、手眼协调能力。

8. 精细协调性活动如何开展？

可以让儿童捏泡泡纸、胶泥、橡皮泥、面粉团等；穿不同孔径大小的珠子；用泡沫剃须膏在镜子上画自己。捏泡泡、泥塑等活动可以训练手指力量、手眼协调、双手协调等，并能提供触觉刺激，减轻触觉防御及提高触觉分辨能力；在镜子上给自己画像可以锻炼手眼协调能力，并能认识自己身体等。

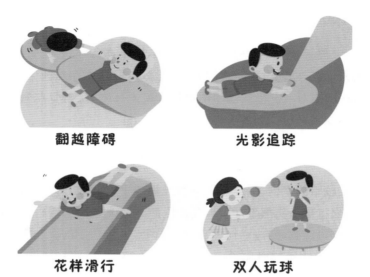

翻越障碍　　　　　　　　光影追踪

花样滑行　　　　　　　　双人玩球

（四）感觉统合治疗注意事项

①治疗师与孩子间保持沟通互动。②保证安全,防止外伤。③注意观察孩子对所选用的材料有无过敏反应。④弹跳时要有节奏、有规律。⑤使用松紧带等捆绑身体时确保神经末梢、血液循环正常。⑥慎防孩子将小物品放进口腔内,以免发生窒息。⑦刺激不可太大,当孩子感到不适时立刻停止活动,避免诱发自主神经反应,尤其是癫痫患儿慎防癫痫发作。⑧头低脚高活动不可在饭后进行,唐氏综合征者不做倒立活动。⑨每次治疗应开心快乐地结束。

六 音乐治疗

音乐治疗是由音乐治疗师通过音乐体验(各种音乐活动)和由音乐而建立、发展起来的良好治疗关系,帮助孤独症儿童改善、维持或重获康复的治疗方法,是一个系统的干预过程。

1. 音乐治疗课程设置有哪些?

儿童康复的音乐治疗课程形式主要分为个体课(1 人)、小团体课(3 ~ 6 人)、大集体课(6 人以上)。个体课适合两种孩子:①有音乐天赋,可定向培养音乐技能,用来拓展特殊能力以便日后参加有特殊社会功能工作的孩子;②适应及社交极其困难,需要 1 对 1 介入的孩子。小团体课适合能够安坐,并且可以在辅助条件下产生对治疗师的注意,简单模仿,配合操作的孩子。大集体课适合有共同注意,在很少辅助或者无辅助条件下能持续跟从治疗师活动,并且能简单地用语言或者肢体动作表达社交意愿的孩子。

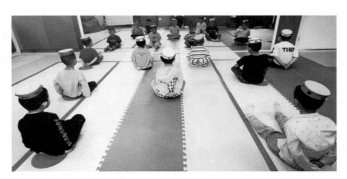

大集体课:1 ~ 2 分钟歌曲,持续性保持铃鼓在头顶,用来调控自身行为

2. 音乐治疗的作用有哪些?

(1)提高孤独症儿童的参与能力和主动性:不光是让孩子单向地听音乐,还要一直参与在音乐当中,与音乐形成双向互融的关系,极大地增强孤独症儿童的参与意识,通过孩子的视、听、触、嗅、拍打自己的身体,使用打击乐器、舞蹈和互动音乐游戏,有效地吸引孩子,提高孩子的主动性。

(2)培养孤独症儿童的专注力:大量的声势练习、律动和舞蹈,要求孩子跟着音乐做各种动作,而且随着音乐和动作、游戏的进行要不断变化,孩子必须密切注意音乐、教师与孩子的动作,并随着模仿或配合互动,对培养专注力有很大帮助。

(3)培养孤独症儿童的感知觉能力:奥尔夫音乐注重对音乐多感官的参与,在对孤独症儿童的感知觉训练方面有独到之处。声势练习是以身体为乐器参与音乐的伴奏,律动是身体伴随音乐变换动作,在听觉刺激的同时让眼、耳、鼻、喉等身体各部位都得到锻炼。

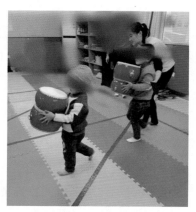

让孩子搬堂鼓体验搬运的快乐,
配乐《蚂蚁搬家》

(4)培养孤独症儿童的模仿能力:奥尔夫音乐有很多乐曲要求老师做动作,孩子跟着做,在音乐中模仿老师的动作使其模仿能力得到了提高。

(5)提高孤独症儿童的精细能力和手、眼、耳协调及身体协调能力:奥尔夫音乐的乐器伴奏要求孩子跟着音乐的节奏使用不同的乐器进行伴奏,乐器的使用具有很强的训练手、眼、耳协调的作用,也锻炼了各器官的协调能力。

(6)培养孤独症儿童的认知和理解能力:奥尔夫音乐主要的着眼点不在于理性地传授知识、技能,而在于自然地、直接地诉诸感性,在感性的直接带动下,在音乐活动的具体过程中,如乐器的配对排列和点数、音乐故事(《两只小鸟》《猴子吃香蕉》等),学会知识,掌握技能。

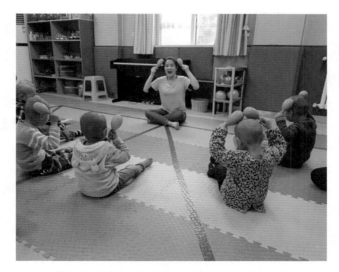

模仿用乐器找到头的部位,配乐《奥尔夫律动》

（7）培养儿童的语言能力:奥尔夫音乐的歌曲和歌唱是和动作舞蹈结合在一起的,所以孩子在音乐和舞蹈中加强了对语言的兴趣,加深了印象。在动听的音乐中也更有利于训练孩子的自然发音和语言表达。

（8）培养儿童的交流、合作和游戏能力:多人参与,中间穿插两人、三人或多人互动的音乐活动,可以有效地训练孤独症儿童的交际和游戏能力。

（9）增强孤独症儿童的情感和情商:奥尔夫音乐很多乐曲都有相互握手、拍手等带身体接触的情感交流环节,还有非常温馨的亲子互动的动作和舞蹈,在轻松、愉快的

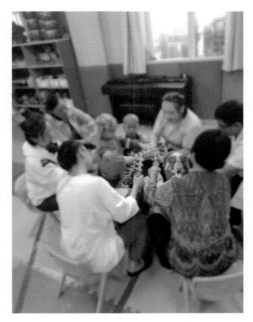

用乐器找到治疗师产生多人互动社交,配乐《找朋友》

音乐中增进了亲情的交流,有助于孤独症儿童加深对伙伴、亲人的情感,增加团体意识。

（10）改善情绪和行为问题：音乐是绝妙的情绪调节剂,不仅对成人有效,对孩子也是"灵丹妙药"。奥尔夫音乐大多是轻松愉悦的音乐和活泼欢快的歌曲,对孤独症儿童和家长都可以起到改善情绪的作用,让愤怒的情绪慢慢平复下来,让急躁的情绪慢慢恢复平静,让平淡的情绪慢慢变得欢快,音乐会在不知不觉中充当一个快乐天使,起到让人开心的作用。

七 中医药康复治疗

中医是怎么认识孤独症的呢？中医古代文献中并无"孤独症"的名称，但是根据其临床表现，可归属于"五迟""五软""童昏""胎弱""视无情"的疾病范畴。表明古人对孤独症儿童在社交、语言发展、学习兴趣等方面的障碍已有所研究。

笔者多年从事临床儿童孤独症康复诊疗工作，从大量患者临床表现发现，其临床症状基本都可以用中医辨证施治，深深体会到"漫言变化千般状，不外阴阳表里间"理论的精妙，并且患儿康复诊疗取得理想疗效，深受国内外患者家属认可。

中医学认为孤独症病位在脑，涉及心、肝、脾、肺、肾五脏，临床多见虚实错杂证。先天禀赋不足，气血不能上荣脑髓；后天失养，心、肝、脾、肺、肾脏腑功能失调，阴阳失衡，痰、瘀、火等病理因素互结，上扰清窍，神机失用而发病。根据《中医儿科临床诊疗指南·孤独症谱系障碍》将本病辨证分型为心肝火旺证、痰蒙心窍证、心脾两虚证、肾精不足证。

（一）针灸及中药治疗

1. 心肝火旺证如何治疗？

少语或不语，语则重复，动作刻板，行为孤僻；伴有急躁易怒，多动、注意力不集中，情绪不宁，跑跳无常，不易管教，夜不成寐，时有便秘溲黄。舌质红或舌尖边红，苔薄黄，脉弦数。

病机：肝的生理功能是主升、主动，对儿童的生长发育至关重要。肝主疏泄，具有调畅气机和调畅情志的作用。肝的疏泄功能正常，则气机条畅，心情开朗。肝失疏泄则肝气郁滞，心情抑郁。因此，肝失疏泄直接反映在精神和情绪的改变上。小儿为纯阳之体,易化热化火,心肝火旺。肝失疏泄初期,表现为精神抑郁,表情淡漠,闷闷不乐,自言自语,病情随情绪变化而波动;病程日久,情志不遂,肝郁化火,则性情急躁易怒,多动,注意力易分散,跑跳无常,不听指令,怒则剧烈哭闹、打人摔物、撒泼打滚等行为问题。长期的肝气郁结,肝气犯胃,导致不思饮食、形体瘦弱、皮肤毛发干燥、大便秘结、睡眠障碍,导致儿童生长发育迟缓,行为上的内向、孤独,最终会导致自我封闭的状态。肝开窍于目,因此肝的功能也可以反映于眼睛的活动状态。孤独症中有眼不视人、目光回避的表现,可认为是肝失疏泄、升发不利所造成的。

根据临床表现,进一步辨证为以下内容。

(1)肝气郁结初期:表现为精神抑郁,表情淡漠,闷闷不乐,自言自语,病情随情绪变化而波动。

1)针灸治疗:①头针,智三针、百会、四神聪、言语一区、言语二区、言语三区、视区。②辨证取穴,合谷、内关、神门、劳宫、期门、太冲。

2)中药辨证论治:①治则,疏肝解郁。②主方,柴胡疏肝散。③常用药,柴胡、陈皮、川芎、香附、枳壳、芍药、甘草。

(2)病程日久,肝郁化火:同上总述病机变化。

1)针灸治疗:①头针,定神针(印堂穴上0.5寸,及左右阳白穴上0.5寸)、智三针、百会、四神聪、颞三针。②辨证取穴,少府、神门、劳宫、期门、太冲、行间。

2)中药辨证论治:①治则,疏肝泻火,清心安神。②主方,龙胆泻肝汤合安神定志丸。③常用药,龙胆、栀子、当归、地黄、黄连、柴胡、石菖蒲、珍珠母、龙骨、远志、茯苓等。④随证加减,不易入睡、夜眠不安者,加酸枣仁、何首乌藤、五味子;便秘者,加大黄(后下)、枳实;伴癫痫发作者,加钩藤(后下)、全蝎、羚羊角粉(冲服)。

2.痰蒙心窍证如何治疗?

喃喃自语,语义不清,行为孤僻,刻板动作;伴有表情淡漠,神情呆滞,对指令充耳不闻,言语不清。舌质淡,体胖大,苔腻,脉滑或濡。

病机:《顾松园医镜》记载"或叫呼异常……及成瘫痪种种怪症,皆痰之所为"。近现代医家认为怪病多责于痰。痰为浊物,随气机升降而无处不到,痰液留聚形成顽痰,蒙蔽心窍,则智慧难开,扰乱神明,则神志异常,因此出现神乱、少神、目滞、不语等症状。《景岳全书》中指出:"五脏之病,虽俱能生痰,然无不由乎脾肾。"脾主运化,脾气虚弱,运化无力,致水湿停留。小儿常表现为肝有余而脾不足,脾失健运,则内生痰浊,痰蒙清窍,脑窍心神失养,故孤独症患儿常常出现唾液湿衣、吐涎不止的现象。

(1)针灸治疗:①头针,智三针、百会、四神聪、言语一区、言语二区、言语三区、视区。②辨证取穴,丰隆、大陵。

(2)中药辨证论治:①治则,豁痰宁心,醒脑开窍。②主方,温胆汤或涤痰汤加减。③常用药,半夏、陈皮、茯苓、竹茹、胆南星、石菖蒲、白术、远志、青礞石(布包先煎)、瓜蒌等。④随证加减,抽动、抽搐者,加全蝎、僵蚕;纳呆、便秘者,加生大黄、枳实;精神抑郁者,加柴胡、郁金、合欢皮。

3. 心脾两虚证如何治疗?

心脾两虚证是孤独症临床常见证候,表现为少语或不语,语言重复,行为孤僻,刻板动作,伴神疲乏力,少气懒言,胆怯易惊,夜寐易醒,肢冷或有自汗,面色少华,纳差,舌淡,苔薄白,脉细弱,指纹色淡。

病机:心脾不足、神失所养。因后天不足,气血亏虚不能上奉于脑,心脾亏虚,血不养心,神不守舍所致。心主神志,心藏神。人体生命活动的外在表现,以及人的精神、意识、思维活动都是"神"的具体表现。所以说:"心者,君主之官也,神明出焉。心者,五脏六腑之大主也,精神之所舍也。"这一切都强调了心在主管神志、思维活动方面的重要性。如心神失养,神不守舍,则表现为神志不宁,反应迟钝,不认亲疏,表情淡漠,不喜交际,行为孤僻,精神萎靡,胆怯等。另《素问·阴阳应象大论》记载"心主舌",心开窍于舌,又称"舌为心之苗"。《灵枢·忧恚无言》记载"舌者,声音之机也。"心气通于舌,舌才能柔软灵活,语言流利。若心神失养,经脉不通,则舌强语謇或失语等,表现为少语、错语、无语、发音不清等症状。

(1)针灸治疗:①头针,智三针、百会、四神聪、言语一区、言语二区、言语三区、视区。②辨证取穴,心俞、脾俞、神门、内关、少海。

(2)中药辨证论治:①治则,健脾益气、养心安神。②主方,归脾汤合养心汤加减。③常用药,龙眼肉、人参、山药、白术、酸枣仁、黄芪、茯神、远志、当归、五味子等。④随证加减,闷闷不乐、沉默少语者,加川楝子、柴胡;食少、纳呆者,加茯苓、生麦芽、厚朴;泄泻者,加炮姜、干姜;四肢不温者,加肉桂(后下)、附子(先煎)、炮姜;久病气血亏虚者,加黄芪、当归、熟地黄。

4.肾精不足证如何治疗?

语言迟缓,少语,行为孤僻,反应迟钝,刻板动作;伴有运动发育迟缓,身材矮小,筋骨痿软。舌淡红,苔薄白,脉细弱。

病机:《医方集解》记载:"人之精与志皆藏于肾,肾精不足则志气衰也,不能上通于心,故迷惑善忘也。"肾为先天之本,肾主骨生髓,肾精不足则脑髓失养,脑髓不足则表现为视、听、言、记忆、精神等功能障碍及混乱。孤独症的一系列临床表现为以上功能的异常。脑神失聪则神明不用,进而表现为精神活动异常,如社交能力缺陷、语言发育障碍、刻板的行为方式及狭隘的兴趣。部分患儿表现为生长缓慢,身材矮小,囟门迟闭,骨骼痿软,智力迟钝、动作迟缓均是肾精亏虚、脑髓失养的表现。

根据临床表现,进一步辨证为以下内容。

(1)精气虚型:生长发育迟缓,形体羸弱无力,精神萎靡,头晕目眩,健忘失眠,行动迟钝,智力低下,表情淡薄,听力障碍,腰酸腿软,小便清长或尿频、遗尿,舌淡苔薄,脉沉弱或弦细。

1)针灸治疗:①头针,智三针、百会、四神聪、言语一区、言语二区、言语三区。②辨证取穴,心俞、肾俞、气海、关元。

2)中药辨证论治:①治则,滋肾纳气。②主方,都气丸加减。③常用药,熟地黄、山茱萸、山药、泽泻、牡丹皮、茯苓、五味子等。

(2)肾阳虚型:先天发育迟缓,前囟迟闭,牙软不牢,智力障碍,表情淡漠,面色淡白,四肢不温,腰酸腿软,形寒、尿频、遗尿,五更泄泻,舌淡胖,脉沉弱或沉迟无力。

1)针灸治疗:①头针,智三针、百会、四神聪、言语一区、言语二区、言语三区、视区。②辨证取穴,关元、肾俞、命门。

2)中药辨证论治:①治则,补肾助阳。②方药,金匮肾气丸或右归丸加减。③常用药,茯苓、附子、川牛膝、泽泻、车前子、山茱萸、山药、牡丹皮、熟地黄、枸杞子、当归、肉桂、杜仲。

(3)肾阴虚型:发育迟缓,智力发育障碍,形体消瘦,头晕目眩,耳鸣耳聋,健忘少寝,兴奋不宁,视听幻觉,心烦热或骨蒸劳热,颧红盗汗,咽干舌燥,舌红苔少,脉细而数。

1)针灸治疗:①头针,智三针、百会、四神聪、言语一区、言语二区、言语三区、视区。②辨证取穴,太溪、三阴交。

2)中药辨证论治:①治则,滋补肝肾。②方药,六味地黄丸或左归丸加减。③常用药,熟地黄、山茱萸、山药、泽泻、牡丹皮、茯苓。④随证加减,形寒肢冷者,加熟附子、肉桂;身材矮小者,加骨碎补、杜仲;智力落后者,加远志、茯神;四肢萎软无力者,加杜仲、当归、熟地黄;发迟难长者,加何首乌、肉苁蓉。

(二)其他疗法

1.推拿疗法如何实施?

(1)头面部:施开天门手法1分钟,分推额阴阳1分钟,叩击言语一区、言语二区、言语三区各1分钟,对口周和头面部穴位水沟、地仓、下关、翳风、颊车、承浆、印堂、脑户、哑门、大椎进行顺时针方向按揉,每穴位1分钟。

(2)四肢部:施以清肝经、清心经、补脾经、补肾经、清天河水各1分钟,按揉少海、血海、足三里、丰隆穴各1分钟,揉双合谷、双太冲各1分钟。

(3)背部:顺经推膀胱经第一侧线、第二侧线各5次,顺经推督脉5次,叩击华佗夹脊穴5次,捏脊5次。从第2次开始,术者根据患儿出现的不同症状,采用提捏的手法,有针对性地刺激相关背俞穴,加强治疗。捏脊结束后,医者用双手拇指按揉肾俞穴5分钟。

2.耳穴疗法如何实施?

取心、肝、肾、脑、交感、神门穴等,3天更换1次,休息1天。贴压期间每日按压3次,每次10分钟。

3.穴位注射如何实施?

相应营养神经药物注射至辨证选取的穴位,每穴注射药物0.5毫升,隔日1次。

4.穴位埋线如何实施?

针对不同证型辨证选取穴位,将可吸收羊肠线埋入穴位,持续刺激,每次取两穴,两周1次。

5.刮痧如何实施?

(1)刮头顶前部:一手扶持患儿头部,另一手握刮痧板,从百会穴沿督脉向前额方向刮拭10次,点按百会、神庭穴;然后与头正中线平行,循膀胱经刮拭头顶部双侧,刮拭力量以患儿耐受为度,刮拭10次。每日治疗1次。

(2)刮背腰部:患儿取俯卧位,先在背部常规消毒,涂抹润滑油,从上到下依次推刮督脉、足太阳膀胱经和夹脊穴,见痧即止,每周治疗2次。

注意事项:刮痧时注意避开疖肿、包块;头部刮痧无须涂抹刮痧介质。

个体化训练康复治疗

目前在国内外有很多孤独症儿童的干预方法。2014 年美国国家孤独症专业发展中心发布的孤独症干预循证实践报告提到共有 27 种方法是被研究者证明科学有效的，我们称之为实证有效的干预方法。这些方法从不同方面解决孤独症儿童 3 件大事：第一件，创造患儿的新行为；第二件，让患儿好行为的比例越来越高；第三件，让患儿不好的行为越来越少。孤独症实证有效的干预方法内容见二维码资料。

实证有效的干预方法

很多孤独症儿童因为情绪不稳定、注意力不足等因素，课上会发生不可预知的情况，所以家长课前要多做功课，以保证上课节奏。上课前的准备事项如下。

1. 如何准备好教具？

明确教学目标准备教具，如：30 分钟的教学时间里有 3 个教学目标，第一个教学目标是"按数取物"，需要准备好相对应数量的积木；第二个是"描述水果特征"，需要准备好相应的实物水果或图片；第三个是"排序讲故事"，需要准备好排序的卡片。

2. 怎么准备强化物？

事先了解哪些玩具、食物或游戏是孩子喜欢的并且愿意付出努力去得到的，如喜欢零食薯片、山楂片，玩具"泡泡水"，身体游戏"拔萝卜"。

3. 如何消除干扰？

排除可能会影响到孩子上课的因素。孩子容易被窗户外的环境吸引，那就提前让孩子背对窗户。频繁地看强化物，那就把强化物放到一个盒子里或放到孩子看不到的地方。如果孩子喜欢看家长颜色鲜艳的衣服，那就建议家长不要在孩子上课的时候穿，避免孩子频繁关注家长的衣服。

4. 如何布置好上课环境?

个训教学区的布置比较简单，一般来说包含训练区和储藏区两个部分，训练区摆放一张适合孩子的桌子和两把椅子，家长和孩子相对而坐，也可根据活动的要求在地上铺上地毯玩游戏。

九 饮食康复治疗

孤独症儿童表现出的异常行为问题多种多样，除了语言障碍、交流障碍和刻板行为外，有些细心的家长通过对孩子日常生活的观察，发现孤独症儿童在饮食方面也存在问题。对于孤独症儿童的其他行为问题，例如睡眠问题和排泄问题等，大多数家长已经开始越来越重视，关注程度也持续增加，而饮食问题却往往被家长们忽视。随着这些细心家长的观察，饮食问题也逐渐受到重视。以下是常见的饮食问题的表现及干预方式。

（一）挑食

1. 挑食有哪些表现？

挑食是孤独症儿童最常见的饮食问题。主要表现为患儿只吃有限的几种食物，例如有些孤独症儿童可能只吃 3 ～ 4 种食物，甚至更少。家长最担心的是这会导致孩子营养不均衡，从而影响孩子的健康，其次担心这会引起孩子大小便困难。父母如果试图让孩子尝试新的食品，往往会引起孩子的行为问题。由于孩子不愿尝试更多新的、不同的食物，在家里，家人也许还能够迁就他，可一旦处于特殊情况下，例如和别的小朋友一起去郊游，或者去朋友家、餐馆吃饭就会很不方便，甚至会引起不必要的麻烦。

如果是正常孩子，偏爱某些食品甚至挑食问题都不大，但孤独症儿童会更加固执地只吃自己喜欢的食物。当不能马上吃到他们想吃的食物或者被要求尝试新的其他食物时，正常孩子可能只是闹一下别扭，最后还是会听从家长的要求，但孤独症儿童则不同，他们会大发脾气，甚至出现攻击行为。与孤独症儿童的典型问题相比，一些父母可能认为饮食问题不太重要，不用重点关注，他们甚至担心，如果逼得太紧，孩子可能以绝食作为回应，这样不仅会影响孩子的营养摄入以及身体健康,还有可能激起更严重的行为问题,使之前的努力都付诸东流,得不偿失。可惜事实是,在日常生活中,对饮食问题的无视相当于纵容孩子"挑食",随着时间的推移,会逐渐强化其对新食物的抗拒。

2. 挑食的干预方式有哪些?

如前所说,许多家长认为"挑食"并不是孤独症儿童主要的行为问题,不需要太过关注,但现实生活中他们却常常就孩子该方面的固执行为"大动干戈"。迫于家长的要求,孤独症儿童可能会暂时地妥协去尝试一点新食物,让家长认为自己的方式似乎奏效了。殊不知日积月累下,孩子往往会变得越来越不听话,直至出现极端行为,如呕吐或完全拒食。发现孩子真的会饿自己后,家长便被"反将一军"而不得不做出让步。与最初直接做出让步相比,此情此景只会更加助长孩子"嚣张"的气焰,甚至会更加强化其挑食问题。今后再想试图对该行为设限,恐怕会更加困难,失败的概率也会大大提高。

所以对于孤独症儿童的挑食或者其他饮食问题,家长们要将其视为与排泄、服从等其他行为问题一样重要。我们不能放任不管,也不能"打无准备之仗"。我们可以根据每个孩子的情况,将其行为问题由易到难排列,再由易到难依次解决。简单的问题解决了,孩子会对你更信任,这样解决更难的问题你也会更有信心,成功的概率也就更高,形成一种良性循环。当你果真需要解决孤独症儿童的挑食行为问题时,不妨注意下面的问题。

(1)选择食物:同处理大多数行为问题一样,要尽量用积极的方式来处理挑食问题。为避免引起孩子的抵抗情绪,家长既不要上来就立即增加孩子的食物,也不要马上强制灌输"某食物有营养,你吃这个食物好"的思想。较为正确的做法是,开始时要选择孩子最有可能接受的食物,例如可以尝试口感和口味与孩子偏好相似的食物。举个例子,如果孩子只偏爱鸡蛋,那我们就可以尝试让他吃其他蛋类,这样成功的概率就会提高不少。如果孩子的偏爱很极端,他们不愿尝试与自己偏爱食物有哪怕一丁点差异的食物,该怎么办?俗话说"不破不立",干脆采用完全不同于患儿所偏爱的食物。虽然这样很难达到预期,但相比于让孩子怀疑你在企图用"类似"食物欺骗他,反倒比较不容易引起他的抵制。一旦孩子因此信任了你,并清楚你希望他做什么,而且知道你是让他自己选择这样做的,那么你可能会收到意外的好效果。在选择完全异于孩子偏好的食物时,尽可能选择他们最容易喜爱上的食物,减少其对新食物的抵制。

(2)选择教学时间:虽然孤独症儿童"挑食"是一种饮食问题,但不代表我们必须在吃饭时纠正这一异常行为。尤其是有之前在吃饭时进行干预而且失败的情况下,根据前车之鉴,再次在吃饭时进行干预,孩子与家长大动干戈的概率会飙升。比较正确的做法应该是在孩子状况最好时引进新食物。这个状况最好的时间应该具备两方面特点:孩子很有可能服从,你又不会很匆忙。简单来说就是孩子和你心情都很好,而且你也最有耐心的时候。这时孩子最可能配合,即使出现一些不和谐的情况,你也会耐心地、不动声色地处理孩子的抗拒。这些时间可能是孩子在其他方面得到满足时,比如得到想要的玩具后、去到想去地方玩耍回来后或者进入喜欢的环境情绪高涨之时,也可能是孩子感到饥饿但还没有极度饥饿时等。这时引入新食物,孩子可能更愿意尝试,也不会产生较大的抵抗。

(3)引进新食物:万事开头难,为了让孩子能够迈出第一步,我们可以利用正强化进行干预。例如第一次引入新食物我们可以只给极少的量,哪怕孩子只是尝试一点点,也可以吃一口自己最喜欢的食物。或者如果我们选择的"教学时间"是在孩子从事特别喜爱的活动之前,我们也可以把这项活动当作强化物。如果迈出了第一步,我们可以利用强化物进一步进行干预,比如让孩子吃得更快、更多。为了提高强化物的强化效果,我们可以限制只有在孩子尝试新食物时,才能吃到喜爱的食物或者参加喜爱的活动。相反的,如果他没有尝试新食物,就不能得到强化物。因此,在选择孩子特别喜爱的食物时,要选择那些其他时间可以收起来的食物;选择孩子特别喜爱的活动时,要让孩子在特定的时间、地点参加,并形成常规。随着强化的深入,我们要逐渐增加新食物的种类和数量,并让孩子明白,增加的新食物不论他之前是否拒绝过,只有吃完或者吃得更快,才能得到强化物。

（二）不肯在餐桌吃饭

1. 不肯在餐桌吃饭的表现有哪些？

孤独症儿童在饮食方面的另一个问题就是不肯坐在餐桌上吃饭。他们喜欢在吃饭时到处乱跑，这是因为他们不想受到约束，或者觉得到处乱跑比坐在那儿更有意思。

虽然这个问题在正常孩子身上也常常发生，而且似乎不如挑食问题严重，但是与上一个问题相似，如果家长试图强迫孤独症儿童坐在餐桌旁吃饭，可能会让饭桌成为"战场"。即使这样，出于礼节考虑我们也必须让孩子知道，可以不吃，但吃饭时一家人必须一起围坐在餐桌旁。而且，即便孩子是在其他时间吃东西，他也应该知道在哪里吃，例如餐桌。应当把饮食当作独立活动，不要把它同游戏、散步或看电视等其他活动混淆，这有助于培养孩子遵守纪律的习惯，大大减少其他行为问题。

2. 不肯在餐桌吃饭的干预方式有哪些？

第一条原则是要把所有食物都放在餐桌上，禁止带走。如果孩子想吃东西就必须待在餐桌旁，食物不能带离餐桌。如果这样做引起孩子发脾气，千万不能妥协，必须让孩子明白，你坚持原则，说到做到。一旦孩子意识到他的倔强不可能迫使你放弃原则时，也许就会平静下来。

在孩子掌握了第一条原则后，就应该教他第二条原则，那就是，只要离开餐桌，就没有食物吃，而且直到下一顿饭前都不能吃东西。即使他离开后后悔了又回来，也不要给他第二次机会。这看起来很严厉，但坚持下来往往效果也很明显。

最后一步，逐渐增加孩子在餐桌旁待的时间。开始时，时间可以很短，我们可以用特定的信号来表示可以离开餐桌。最自然的信号是兄弟姐妹吃完后，他就可以和他们一起玩。总之我们应该让孩子明白，不管是否想吃，为了与家人在一起，吃饭必须坐在餐桌边。

（三）进食速度问题

孤独症儿童存在进食速度过快或过慢的问题。以进食太快为例,可以用较正式的分解式尝试教学的方法教孩子放慢吃饭速度。把吃每一口都当作新的尝试,每吃完一口都要把餐具放下来。用表扬或其他任何同情境相称的事物来强化他,并让他在吃下一口前等五秒钟。采用差别反馈,在他慢慢吃、慢慢放下餐具时给予最强的强化。在需要的时候,可以进行提示。

十 沙盘康复治疗

喜欢玩是孩子的天性,若是这种天性受到了阻碍或压抑,可以通过游戏恢复。无论到哪里,沙滩、沙地等都很容易成为孩子游戏的场所。而沙子是能够给孩子提供想象的理想材料。

(一)沙盘游戏

沙盘游戏也叫箱庭疗法,是在治疗师的陪伴下,让游戏者从摆放各种玩具的架子上自由选择,并摆放在沙盘里创造出一些场景,然后由治疗师运用荣格的"心象"理论去分析游戏者的作品。沙盘游戏起源于威尔斯的《地板游戏》一书。后来玛格丽特·洛温菲尔德在其基础上添加了两个盘子,一个盛沙,一个盛水,就像孩子玩沙子时都会拎一个小桶装水一样,并将该治疗方法称为"游戏王国技术"。瑞士荣格分析心理学家多拉·卡尔夫干脆将两个都加上沙子,只不过一个用作"干沙游戏",另外一个则可以加水进去,被称作"湿沙游戏"。湿的沙盘更容易进行搭建城堡、挖洞建桥等游戏。多拉·卡尔夫将"游戏王国技术"与荣格分析心理学相结合,命名为"沙盘游戏",并逐渐发展为现在流行的沙盘游戏治疗。

(二)沙盘游戏的组成

首先,沙盘游戏一般是由沙盘游戏者、沙盘分析者、沙盘游戏室(包括沙盘以及沙盘玩具模型)以及沙盘游戏的气氛(包括沙盘游戏者与沙盘分析者的动态关系)等诸要素构成。其次,是沙盘中的时空概念。游戏者会在沙盘上追溯往事,恢复记忆,展望未来等。而沙盘的不同位置,甚至沙面与沙底,都可能被游戏者赋予不同意义。比如,大多数人会根据方位从左向右依次表示过去、现在和未来的场景。再次,沙盘游戏中摆上去的沙盘玩具模型,游戏者会根据其属性差异赋予不同的寓意。比如,动物与植物,自然物质与人造物质,人物的年龄与性别等差异都会是游戏者赋予不同寓意的元素。最后,当面对游戏者最终完成的沙盘图画的时候,我们需要根据玩具的具体属性、象征意义与其被放位置、相互联系推断出游戏者的想法。有时通过多次沙盘游戏我们可以寻找出共性,进行推理。比如,游戏者每次都将一只兔子玩具放在"被摧残的位置",那么这只兔子可能表示的含义是胆怯或者弱者等。同样地,同一玩具在沙盘的不同位置多次出现也可能代表不同的意义。

（三）沙盘游戏的准备及过程

1.如何选择沙盘游戏环境?

沙盘游戏室和咨询室可以在同一个房间,也可以用房门隔开,尽量选择安静、外界干扰少的地方。玩具架选择靠近墙根处放置,在与玩具架成直角的一侧放置沙箱,沙箱靠墙放置,高度根据针对人群而定。为了满足团体沙盘游戏的需求,沙盘游戏室需要配置一台电脑。

2.沙盘游戏的材料有哪些?

沙盘游戏最基本的配置包括一个或两个沙箱（一个干沙箱、一个湿沙箱）、各种各样的玩具模型。

(1)沙箱:沙箱是个有边界限定的容器,高度大约与游戏者腰高相同。沙盘必须大体置于游戏者视线之内,外侧为深色,内侧为蓝色。

(2)沙:沙盘游戏使用的沙采用洗净的普通细沙即可。沙子是沙盘游戏的重要组成。细密的沙子触碰起来像皮肤,给人以放松、温馨的感觉,会使游戏者更容易沉浸于游戏中,为其内心世界和外部世界架起一座桥梁。

(3)玩具:玩具可以说是沙盘游戏的语言,分析者可以通过游戏者在沙箱中表演或摆放玩具推测理解其内心世界和其表达的情感体验。玩具的数量及分类一般根据游戏者的需求来定。一般分类及部分含义如下。

1)人物类:人物类玩具可能象征游戏者真实生活中的人物,也可能象征其不同的人格或者其渴望出现的人格品质,还可能是其对待人际关系的态度等。比如父亲可能象征着权威、男子气概;母亲可能象征着慈爱、宽容和温和。

2）动物类:不同的动物象征不同的意义,比如:牛可能象征倔强、奉献、勤劳;龙可能象征权势、高贵、幸运等。游戏者也可能会将动物想象成与理智、意志、判断完全不同的直觉和本能,所描绘出的人类本质可能是其欣赏的,也可能是其恐惧、担忧的。

3）植物类:植物象征着生命的周而复始、生生不息以及时间的流逝,同时还象征与大自然的关系。比如树木的生长状态可以探知游戏者生命力的状态;花卉是美的象征,常用来比喻女性或者是对女性的褒扬。

4）建筑物类:与自然环境要素中的植物和动物不同,建筑物属于社会环境要素,与人类联系更紧密。比如游戏者所选房屋的情况不同,象征的心理也不同,商业场所象征人际关系中的表面化、利益性关系等。

5）物品类:物品的象征意义更是千变万化,要想理解其含义不仅要根据其外形、功能联想,还要追根溯源,甚至从游戏者的宗教信仰了解。例如家具与生活用品可以用来表现游戏者的内心秩序、界限、生活情趣等方面内容;石头有时只是起到点缀作用,但也具有男性力量的象征;贝壳往往具有女性的象征等。

6）交通工具类:交通工具可能象征着移动和改变,可能代表着游戏者生活中的控制、释放、逃离和力量。

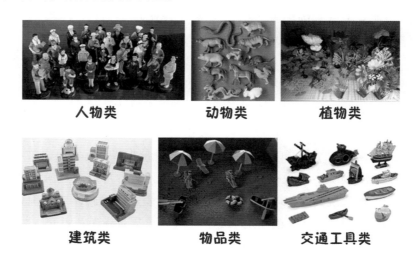

人物类　　　　动物类　　　　植物类

建筑类　　　　物品类　　　　交通工具类

7）其他：对于不易用玩具表现的水、火、空气、土地，可以通过已有玩具或对玩具的加工来表示。如用沙箱的蓝底色表示水；用红布条表示火焰；用羽毛、风车表示风、空气等。除此之外，一些宇宙神灵、自然景观也具有象征意义，比如月亮象征女性等。

上文列举的沙盘游戏中的物品的象征意义只是一种参考，具体的含义或者其他物品的含义还需要根据游戏者个人的情况具体分析。

3. 沙盘游戏的过程是什么？

（1）构建世界：向游戏者介绍完沙盘游戏的有关设置之后，就可以进行沙盘的制作了。在制作过程中，治疗师需要为游戏者创造一个自由且安全的环境，可以坐在沙箱的侧面默默观察，鼓励游戏者将自己的内心世界流露和表达出来。其间治疗师可以通过目光、身体语言以及偶尔的应答与游戏者交流，同时要设身处地地理解、感受游戏者进行沙盘制作时表达的心情和想法，不仅要关注其作品和过程，还要积极鼓励，帮助游戏者不断地发挥，使其充分展示、整合自己的内心世界。

（2）体验和重新配置

1）体验阶段：游戏者创作结束后，治疗师可以让游戏者在自己构建的世界中畅游，探索并体验这个世界带来的感受。这时候治疗师不需要做任何评价，只需无条件接纳并对游戏者进行一些反应性的回应，或者引导他沿着情感线索继续探寻更深的内心世界。

2）重新配置阶段：当游戏者体验过自己构建的沙盘之后，他们可能希望改变自己的作品。这时治疗师可以引导游戏者进行调整，之后让他重新体验，并对游戏者的改变进行记录。

（3）治疗阶段

1）倾听游戏者的故事：首先要征得游戏者同意并要引导游戏者尽可能详细地介绍，但是治疗师不能把自己的理解强加给游戏者，也不可对游戏者创造的世界或者描述的内容妄加评论。描述结束后，治疗师要注意游戏者的表情和身体反应，要做到只是引导、接纳、倾听，不评论。

2）治疗性介入阶段：该阶段开始时以鼓励游戏者更多地经历探索自己的世界为主，治疗师要保持中立，不要过多分析。治疗师可以引导游戏者从局部逐渐深入探索其内心深处。治疗师可以选择不同技术进行该阶段治疗。最常用的是双椅技术,即让游戏者利用沙盘游戏中的事物进行想象演出,如对话等,以直面问题。

3)记录阶段:在沙盘制作过程中,治疗师要记录下玩具摆放的顺序以及游戏者挑选玩具的顺序和处理方式,注意游戏者对哪些玩具感兴趣或者排斥。在沙盘制作的过程中,治疗师同样不要试图进行任何诠释和假设,只能在治疗阶段和游戏者进行探讨,还要注意以下细节。①记录游戏者接近沙箱、选择玩具以及创造世界的方式及特点。②注意游戏者挑选玩具的属性,如颜色、质地、尺寸和形状;要注意游戏者移动玩具时候的神情举止;要注意玩具的摆放,如朝向、位置、是否被区域分割等。③记录沙盘制作开始的时间和结束的时间。

4)过渡:当完成意识性的工作之后,要帮助游戏者回到现实中,帮助他们把沙盘的世界与现实进行连接。有很多方法可以帮助游戏者把沙盘世界与现实世界的生活议题或回忆连接起来,比如治疗师可以说:"你刚刚创造和经历了一个世界,在沙盘中的情况与你现实的生活有什么样的类似之处呢?"

5)作品的拆除:一般游戏者在离开之前会选择拆除或者保留作品,这个拆除过程一般让游戏者自己完成,其目的也是希望游戏者从梦境回到现实之中。拆除他们自己已经创造的世界,可以帮助他们认为自己有力量取消他们做过的事情,比如补救他们的过错。对于一些人来说,拆除世界可以使行动得以全部完成,并且打开新的创作通道。如果游戏者不愿意拆除作品,可以保留到下次。

(四)沙盘游戏的适应证

①孤独症等言语和交流困难;②焦虑等情绪困难;③注意缺陷、多动;④攻击性行为;⑤人际关系困难。

(五)团体沙盘游戏

团体沙盘游戏对于改善团体的人际互动、促进团体和个体成长都取得了很好的效果。一般采用的是限制性团体沙盘,即有一定规则限制的团体沙盘游戏方法,需要条件和个体沙盘是一样的。团体成员按照事先约定的方式,可以用各种随机的方式来产生次序。所有的成员完成一次即一轮,整个过程不允许成员间进行任何语言和非语言的交流和互动,治疗师可以通过成员对规则的遵守情况来发现其人格特点。通过沙盘游戏的过程,治疗师可以观察每一个人的人格特点,从而帮助他们认识自己的这些特点。团体沙盘游戏需要多次制作过程,经过不断的磨合才会达到最后的整合。

十一　家庭康复训练

孤独症儿童问题的最早发现者大部分都是家长,家长也是孤独症儿童的直接照顾者,孩子的大部分时间都是跟家长共同度过的,因此,孤独症儿童的家长是该类特殊儿童早期康复训练的最佳实施者。

从康复训练的环境来说,家庭是儿童接受早期训练的天然教室,家长也是孩子的启蒙老师,更是孩子们长期依赖的最亲近的人。家长们在对孤独症儿童实施早期训练过程中具有很多优势,孤独症儿童长时间同父母在一起,父母最了解自己孩子的需求及优缺点,也更容易实施针对性的训练,儿童在家庭环境中训练没有太多压力,训练效果会比较好。

1. 什么是孤独症儿童的基本认知能力训练?

孤独症,其症状之一就是认知能力存在缺陷,主要表现在想象力缺乏、共同注意缺陷、语言认知障碍、情感认知障碍等方面。

认知包括内容和形式两方面,既包括事物的形态、颜色、数量、质量等具体属性的内容,也包括空间、时间、因果关系、言语、意义、价值之类抽象性概念及其他内容。认知功能的发展就是人的信息加工系统不断改进的过程。

一般儿童的认知能力会随着年龄而增长,并遵循一定的模式发展。但孤独症儿童因受个人特殊条件限制,往往会出现发展不平衡的表现,但发展顺序与一般儿童的发展模式大致相同。

家长对孤独症儿童的认知能力进行训练之前,患儿需要有健全的感觉和知觉系统,也需要有一定的观察能力、模仿能力、注意力、记忆力以及理解能力。如果这些方面的能力欠佳,我们可以从模仿能力、社交互动、注意力开始训练。

认知功能训练的学习顺序可先从基本的知觉、配对及分类开始,这些都是培养抽象思维的基本元素。当孩子掌握一定的学习能力,建立稳定的基础后,才开始学习其他较深层次的内容,如空间、序列、对比、因果关系及数学等。在训练过程中,因为孩子的专长及特点各有差异,所以要按照孩子的情况来决定适合的学习顺序,训练的方法也要灵活有弹性。

2. 什么是孤独症儿童的观察力和注意力训练?

观察力和注意力是高级心理活动的基础,也是智力(包括注意力、观察力、记忆力、想象力、思维能力)的重要组成部分。孤独症儿童的主要认知障碍在于他们只注意到局部,不能看到整体,更不能理解局部和整体的关系、深层次的含义,建立社交关系,所以对孤独症儿童进行观察力和注意力的训练非常重要。

孤独症儿童的认知方式是对于局部的观察多于整体轮廓,并且不能根据前后关系把各个局部信息整合在一起,比如让孤独症儿童对一个玩具汽车进行观察,他们可能更多的是观察它的某一个构件,而不是整个小汽车。他们也很难理解被观察事物和其他事物之间的联系,比如他们不能理解一张五元钱和五张一元钱是等值的,可以买到的东西是一样多的。

对孤独症儿童观察力的训练要先从具体的特征开始,逐渐过渡到抽象的特征。观察力的训练需要大量的材料,家长可以就地取材,随时随地都可以进行。比如:给孤独症儿童展示一根香蕉,让他对香蕉进行观察,然后询问孩子观察对象的名称是什么、形状是什么、颜色是什么、外皮是否光滑、表面是否干净,接着让孩子剥开香蕉,咬一口,然后问孩子香蕉是甜的还是酸的、软的还是硬的。训练的时候孩子不可能一下子说出这么多特性,家长一定要有耐心,循循善诱,并且在孩子回答有困难的时候进行提示,直到孩子能回答出正确答案为止。同样可以用这种方法对孩子进行所有的日常常见物品特性的训练,直到孩子能够熟练地掌握。

等孩子掌握了常见物品的特性后,家长可以让儿童对某种特性的事物进行归类,先从涵盖范围较大的、简单的内容开始,比如:哪些东西是圆形的(车轮、苹果、西瓜等)、哪些东西是红色的(草莓、樱桃、红旗等)、哪些动物会游泳(鸭子、小鱼、鲨鱼等)、哪些动物会飞(燕子、麻雀、猫头鹰等)、蔬菜都有哪些(黄瓜、茄子、白菜等)、水果都有哪些(柠檬、橘子、香蕉等)、厨房里都有什么(灶台、洗菜池、油烟机等)、卫生间都有什么(马桶、洗衣机、淋浴器等)。随着孩子观察能力及认知能力的提高,家长可以把训练的范围缩小,难度加大,比如:哪些水果是红色的(草莓等)、哪些水果是酸的(柠檬等)、哪些动物是两条腿(鸭子等)、哪些动物是四条腿(牛等)、哪些东西是软软的(海绵等)、哪些东西是硬硬的(石头等)……

家长也可以对孩子进行活动的观察训练:妈妈是怎么洗衣服的、奶奶是怎么炒菜的、爸爸是怎么开车的、姐姐是怎么梳头的、患儿自己是怎么刷牙洗澡的等。

孤独症儿童经常有注意力过于分散的情况,很难排除与从事活动无关的、有干扰作用的刺激,即缺乏有意注意;或极其专注于某一方面而不能有效转移,特别是他们感兴趣的事物或活动,能保持长时间的集中注意力,但是注意的范围很狭窄,比如一些孤独症儿童喜欢计算、音乐、绘画、记忆地理位置、旋转身体或甩手等,他们都表现得很痴迷。孤独症儿童的注意力更倾向于对物的注意而不是对人的注意,如果把他带到一个陌生的房间,他可能更多的注意到房间里的物品,而对房间里的人视而不见、听而不闻,这也使得他们在社交方面非常困难;他们对于一个事物的注意力经常集中在细节方面,但常常会忽略事物的本身。

由于注意不是一种单一的心理过程,它渗透在各种具体的认知活动和动作技能当中,所以孤独症儿童注意力的训练可以通过各种活动来进行。对于认知能力较差的孩子,家长可以通过运动训练来帮助他们改善注意力,而运动本身也需要注意力的支持,如拍皮球(拍球的过程中,球是运动的,孤独症儿童对活动的物体比较感兴趣,有兴趣的东西更容易引起他们的注意)、走平衡木(如果不注意脚下的平衡木,就很容易掉下,儿童的注意力会加倍提高)、抛接球(需要很高的注意力)等。对于有一定模仿能力的孩子可以通过模仿性活动来培养儿童的注意力,如折纸、剪纸、画画、捏橡皮泥、堆积木、插雪花片等。对于认知能力较好的孩子可以通过找相同、找不同、走迷宫、小魔术、数字游戏、汉字游戏、猜谜语、各种棋类游戏等进行训练。

在进行观察力和注意力训练的时候有几点需要注意:①训练的时间要适宜,同一活动训练的时间不宜过长,可以把不同的训练项目混合在一起,否则孩子可能会出现问题行为;②训练的内容要和孩子的认知水平相当;③训练的过程当中要注意家长的作用,家长夸张的表情、抑扬顿挫的语调可以很好地吸引孩子的注意力,家长还应注意对孩子表现的反馈与强化,反馈

找不同　　　　　　走迷宫

的意义要明确,不要模棱两可,在说"不"的时候不要笑,在说"好"的时候不要皱眉头。

只有经过长期的注意力及观察力的训练,才能使我们的孩子看亲人的目光不再游离;能够凝神做一件小事情;乱跑、乱动的行为减少;开始关注亲人和同龄人的活动;知道自己为什么要观察;明白事物的逻辑关系和先后顺序;具有理解性,不仅能发现事物的细节特征,还能发现事物之间的联系;具有敏锐性,能够发觉被他人忽略的东西。

3. 什么是孤独症儿童的社交能力训练?

我们知道孤独症儿童在社交方面跟正常孩子存在一定的差距,而良好的社交能力是人类生存与发展的必备能力。孤独症儿童很少注视别人的目光,你跟他说话,他东张西望,你要求他看着你,他却似未听见。家长在陪伴孩子的时候一定要教会他注视别人的目光,可以尝试用手轻轻地扶住他的头,追随他的目光,吸引他目光的注意;还可以用游戏的方式做鬼脸或者夸张的表情等,这种夸张的视觉效果会使孩子觉得很有趣,从而达到吸引孩子注意力的目的。

良好的语言能力是社交的基础,语言能力的训练可以融入日常的生活中进行,比如鼓励孩子用语言来表达自己的想法或要求,爸爸要告诉妈妈一些事时可以让孩子当"传话筒"等。

如果一个孩子没有口语能力,我们可以教会他用肢体语言。学会了肢体语言,他也能够与外界进行一定的交往。但是,孤独症儿童在对肢体语言的理解和运用上都存在很大的缺陷。他们不懂得用点头或摇头来表示同意或不同意,更不会用这些动作表达自己的想法。这时候除了轻轻扶着孩子的头教他之外,还可以利用卡片或毛绒玩具来教孩子学习点头或摇头等。

孤独症儿童也不能很好地理解他人的表情或情感,也不会用适当的语言表达自己的情感,如用微笑表示友好等,这时可以用图片或镜子等加强训练。比如让他看不同表情的图片,告诉他相应表情的名称,并且不断练习,加强记忆;还可以让孩子对着镜子模仿练习各种表情。

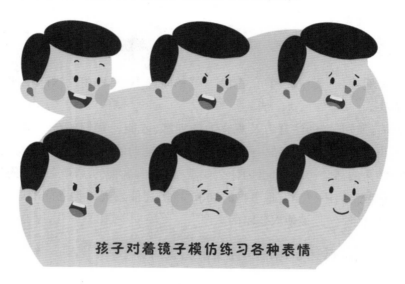

孩子对着镜子模仿练习各种表情

社交能力训练最好的办法是从游戏中学习。游戏是所有儿童喜欢的轻松愉快的学习方法,很多的生活技巧和社交行为都能在游戏中学会。如果父母能够在游戏中制造积极、欢快的氛围,协助孩子投入游戏活动当中,对孩子的沟通、认知、感知觉的发展及亲子关系的培养等方面均有极大的帮助。

每一个孩子都离不开家长的陪伴,家长是孩子最好的老师。我们只有跟孩子一起经历成长,孩子才能成长为我们期望的样子。

十二　其他康复治疗

（一）AAC 辅助沟通系统

寻找孤独症儿童语言之外的沟通方式，又称 AAC 辅助沟通系统（augmentative and alternative communication systems），是用来协助语言的沟通方式。ACC 辅助沟通系统包含手语、语音输出设备系统以及图片交换沟通系统 3 个方面。三者比较各有千秋。手语随时都可以用，但只能与懂手语的人进行沟通，而普通人一般则难以理解。

图片交换沟通系统的应用最为广泛。图片交换沟通系统利用的是孤独症儿童对视觉信息较强的反应能力特征，吸引孩子的注意关注，增强孩子辨别图片、以物换物能力。这一方法的使用需要逐步增加儿童的主动性、自发性，要从易到难，从两个不同图片到相同类别图片，再到把所有他喜欢的物品图片放在一起。在使用中要注意句式结构，如"我要××图片""你要什么？"再用最简单的物品命名告诉孩子。在进行卡片沟通训练的时候，只要孩子发出模仿语言，立马进行强化加深，发展成有语言要求的训练技能。

（二）绘画疗法

绘画疗法是儿童与指导者以绘画的方式进行沟通，通过画笔创作出一个让儿童具有安全感和开放性的环境，促使儿童主动表达内心情感、调整心态、改善行为，最终达到人格完善的目的。指导者并不就儿童的绘画水平进行评价，毕竟绘画艺术的成就不是绘画疗法的重点。同样，指导者也不会直接就儿童的绘画作品进行心理问题的评估和诊断。总之，绘画疗法是绘画艺术在心理学中的应用，是心理学和美术学的结合，同时也是对心理治疗的艺术性体现和实施。

通过非语言的沟通方式,以儿童的绘画作品为媒介,指导者和儿童进行沟通和交流。在交流过程中,注重儿童潜意识的情感流露或不愉快的情感体验,最终提升儿童对自己的自我认知,调节儿童的行为能力,改善儿童的人际关系,促进儿童人格的健康发展。近些年,随着绘画疗法在国内迅速发展,其适用范围和研究领域也逐渐遍布各个年龄阶段。

（三）口部触觉敏感性障碍干预

许多患有表达性言语和语言障碍的儿童都存在口部触觉敏感性障碍。

1. 什么是口部触觉超敏?

口部触觉超敏是指对口部触觉刺激的过度敏感。当他人一触摸到此类患者的口外、口内或口周时,他们就会做出各种反应,例如躲避、作呕、回缩嘴唇、紧闭嘴巴、扭头、拒绝触碰或近似发狂。他们的反应非常强烈、迅速且果断。

口部触觉超敏的儿童会限制摄入食物的结构、温度和气味。他们不喜欢刷牙和洗脸的感觉。当然有些口部触觉敏感性正常的儿童也不喜欢洗脸和刷牙,但口部触觉超敏的儿童比这些正常儿童的逃避反应会更为强烈。

口部触觉超敏的儿童非常容易作呕,只要一刺激其双唇或舌尖,甚至一接触他们的肩膀或下巴,他们就会呕吐。有些儿童在进食时,只要把勺子放在嘴上,甚至是张嘴时都会呕吐。因此,这些儿童也不喜欢需要把手或物体放进嘴里的游戏。

口部触觉超敏的儿童也不喜欢发声游戏。例如小龄儿童,他们在玩发声游戏或咿呀学语时,由于不喜欢某些(类)声音,可能会主动回避发某些(类)音,尤其是像咂舌、浊音等需声带振动的音,从而限制所发声音的类型。有些孩子只通过鼻腔发音,而不通过口腔共鸣发音。

口部触觉超敏的儿童只要感觉到有人想在他嘴里或嘴上做动作(例如口部检查、口部促进治疗、肌肉运动知觉治疗等),大多数情况下都会逃避。当要求他们"把舌伸到某个位置"时,他们可能会拒绝、转换话题、假装害羞或不理会言语治疗师发出的指令等。

2. 什么是口部触觉弱敏?

口部触觉弱敏是指当触及患者的口内或口周时,其表现出对触觉刺激的不敏感。这类儿童特别喜欢口部触觉刺激,甚至渴望得到刺激。他们爱把东西放在嘴里玩,吃饭时,他们嘴里常常塞满了饭,却不能很好地咀嚼,有些饭会从嘴里流出。

口部触觉弱敏的儿童通常并不能很好地分辨口部触觉刺激。所以,他们很难感知声音是怎么从嘴里产生的,也不能很好地记住它们,而且也很难弄清楚口部位置是如何改变的。因此,这些儿童口部运动发育往往缓慢,其中以言语发育迟缓最为显著。

3. 什么是混合性口部触觉敏感性障碍?

有些言语障碍的患者同时伴有口部触觉超敏和弱敏。在口部结构中,有些部分触觉超敏,而有些部分则触觉弱敏。例如,外部的脸颊和双唇可能超敏,然而口腔内则弱敏,也有可能在全身都存在这种混合性的感受模式。

4. 口部感觉敏感性障碍常用的治疗方法有哪些?

(1)冷刺激法:冷刺激是患者可以耐受的,而且有助于锻炼患者耐受原本不愿意或不能耐受的触觉刺激。可以使用冰或冷食物、湿冷毛巾或冷手等。

(2)热刺激法:如同上述提到的冷刺激,热刺激也有相似的作用。可以使用毛巾、毛毯、热食物、热手、热水或电热毯等。

(3)振动法:振动有助于整合触觉感知,但患者可能讨厌或拒绝振动。振动的频率和幅度应该变化,可以用手动振动法,也可用电池或电动振动器。对于有神经损伤或癫痫的儿童,在没有得到作业治疗师、物理治疗师或神经科医生同意之前,指导者不能对其使用振动器。振动器必须在知道怎样使用它的人的指导下才可使用。

(4)触摸法:让超敏的儿童触摸自己(例如儿童自己把手指放进嘴里)、触摸熟悉的东西(例如每晚用牙刷刷牙)、触摸他能够控制的东西(例如让儿童自己刺激自己),这些都是他们最容易耐受且更乐意接受的刺激方法。

(5)食物刺激法:用儿童熟悉的食物对其进行口腔内触觉刺激是儿童更

乐意接受的治疗形式。如果儿童口腔内触觉弱敏,而口腔外超敏,则可在其口腔内用食物进行刺激。

(6)视觉反馈法:视觉反馈(使用镜子)有助于提高儿童对触觉输入的感知,也有助于提高儿童的耐受力。

(7)刷皮肤法:用毛发刷皮肤是一种安抚儿童的方法,超敏儿童更容易耐受这类治疗。用毛发直刺皮肤具有刺激性,可用来兴奋肌肉并增强其活动水平。

(四)地板时光

"地板时光"是一个流行的通俗名称,更为学术化的术语是"基于发展、个别差异和人际关系的模式"。"地板时光"疗法是一种系统的、以发展为取向、以家庭环境和人际互动为主的孤独症干预和治疗模式。"地板时光"疗法主要强调儿童的情感体验和想象力的培养,强调人际关系的互动、个人活力和大量而密集的运动游戏干预。归纳其要点,就是在家庭环境中,父母和儿童通过共同参与的创造性活动,以儿童独特的知觉和兴趣作引导,促进儿童情感体验的形成,提高儿童象征性的表达能力,促进儿童人际关系和智慧的发展。

(五)机器人辅助训练

机器人辅助训练可以应用于孤独症儿童的干预和护理,并且在精神卫生保健干预中开发和使用新技术被置于国际议程的重要位置。由于社会环境的需求对于患有孤独症的儿童以及他们从高可预测性中获得的收益可能具有挑战性,因此在干预中使用技术(如机器人技术)对他们尤其有益。机器人可能对孤独症儿童具有内在吸引力,在机器人与儿童互动过程当中,机器人可提供儿童感兴趣的游戏活动,可通过指导者的辅助,提高孤独症儿童的社交互动能力以及对于社会情感的理解能力。

参考文献

[1] 中华医学会儿科分会发育行为学组,中国医师协会儿科分会儿童保健专业委员会,儿童孤独症诊断与防治技术和标准研究项目专家组.孤独症谱系障碍儿童早期识别筛查和早期干预专家共识[J].中华儿科杂志,2017,55(12):890-897.

[2] 中华医学会儿科分会发育行为学组,中国医师协会儿科分会儿童保健专业委员会,儿童孤独症诊断与防治技术和标准研究项目专家组.孤独症谱系障碍患儿常见共患问题的识别与处理原则[J].中华儿科杂志,2018,56(3):174-178.

[3] 杨芳,陈艳琳,李丽,等.经颅重复高频磁刺激治疗3~6岁孤独症的效果研究[J].中国妇幼卫生杂志,2018,9(2):75-78.

[4] YANG Y X,WANG H X,XUE Q,et al. High-frequency repetitive transcranial magnetic stimulation applied to the parietal cortex for low-functioning children with autism spectrum disorder:A case series[J]. Frontiers in psychiatry,2019,10:293.

[5] 邹卓,刘芸,黄浩宇,等.儿童孤独症谱系障碍流行现状和家庭干预的研究及策略[J].中国全科医学,2019,23(8):900-907.

[6] 詹红丽,王雯.肠道菌群影响大脑途径的研究进展[J].胃肠病学,2017,22(9):572-574.

[7] 李胜利,陈卓铭,王丽梅,等.语言治疗学[M].北京:人民卫生出版社,2018:26-30.

[8] 何燕娜.头皮针治疗儿童自闭症疗效观察[J].实用中医药杂志,2018,34(7):833-834.

[9] 王雷,丁玉蓉,汪受传.汪受传辨治孤独症心脾两虚证的经验[J].中华中医药杂志,2018,33(8):3393-3395.

［10］中国残疾人联合会.2018 年残疾人事业发展统计公报［EB/OL］.（2019-03-27）［2019-09-15］. https：//www. cdpf. org. cn/zwgk/zccx/tjgb/2e16449 ca12d4dec80f07e817e1e3d33. htm.

近年来,党中央、国务院高度重视孤独症儿童的救助工作,政府主要是通过制订相关政策对孤独症儿童进行支持。自 2005 年政府将孤独症纳入我国残疾目录以来,我国逐步重视起孤独症群体,并于 2006 年将儿童孤独症纳入精神残疾范畴。自此之后,与孤独症相关的康复政策、教育政策、就业政策等陆续出台,为孤独症儿童及家庭提供经济支持、康复治疗支持、教育与安置支持。

中国残疾人联合会将孤独症儿童的康复训练纳入"十一五"发展纲要。2010 年中国残疾人联合会按照中央要求,全面启动残疾人社会保障体系和服务体系建设,加强孤独症儿童特殊教育,加快孤独症患者托养服务机构建设,加强对孤独症家庭财产信托问题的调查研究,依托社区开展为孤独症患者提供生活照料、康复养护、技能培养的综合性服务项目,积极培育面向孤独症患者服务的社会组织,通过民办公助、政府补贴、政府购买服务等多种方式,支持各类孤独症患者服务机构。

2011 年中国残疾人联合会、财政部联合下发《残疾儿童康复救助"七彩梦行动计划"实施方案》。按照该方案,国务院印发《关于建立残疾儿童康复救助制度的意见》,自2018 年 10 月 1 日起全面实施残疾儿童康复救助制度。救助年龄为 0~6 岁,部分地区扩大到 14 岁,至户口所在地或居住地的残疾人联合会申请,每年补助一定费用,用于康复治疗。

关于教育与安置支持,《"十三五"加快残疾人小康进程规划纲要》明确要求各地方要贯彻落实残疾人教育条例。其中包括依法保障残疾人受教育权利,鼓励残疾儿童康复机构取得机构执业许可证,为残疾儿童提供学前教育;鼓励特殊教育学校实施学前教育;鼓励普惠性幼儿园接收残疾儿童等,以期为孤独症儿童营造和谐有利的教育安置环境。我国于 1980 年左右便开始大规模推行随班就读政策,近几年来陆续出台多部法律法规推进融合教育，以此保证孤独症儿童获得合适的教育资源。

社会各界爱心组织、社会福利基金会、红十字会、福利院、特殊教育机构等，也开展了孤独症儿童资金救助和学术交流，以及对家长实行心理辅导等。

孤独症儿童救助任重而道远。面对孤独症这一被称为"精神癌症"的世界难题，我们要共同努力，共同担当，改善他们及其家庭的生存境遇，为这些孩子，更为整个社会创造一个更加和谐美好的未来。